현대가정의학시리즈 36

한평생 온 가족 건강을 위하여

자궁암 예방과 치료법

(완벽한 그림해설! 이론과 실천요령 총망라!)

현대건강연구회 편

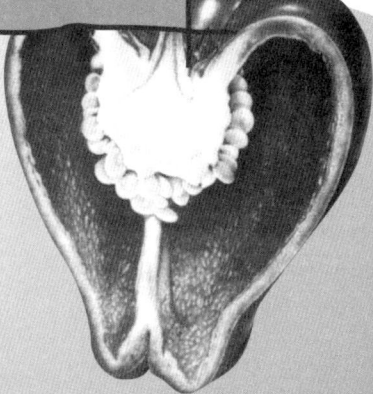

太乙出版社

암의 '얼굴'은 변하고 있다

　부인의 암 중 가장 많은 자궁경암은 암 조직이 증식해서 모란채 모양이 되고, 그것이 터져서 강한 출혈을 일으켜 창백한 안색, 비쩍 마른 육체가 된다. 혹은, 암이 터져서 자궁구는 분화구와 같이 입을 벌리고, 암조직은 부패해서 갑자기 구역질을 재촉하는 악취를 낸다. 약한 모습으로 가족의 부축을 받고 위태롭게 병원에 도착하는 환자를 보면 의사들조차도 깜짝 놀라서 어떻게 되지 않을까 라고 몹시 고민하는 경우가 많다.

　K교수는 이와 같은 임상 경험을 싫다고 생각할 만큼 해왔다. 어떻게든 치료해야 한다. 수술에, 방사선 치료에, 여러 가지 시도를 해보았지만 그것만으로 살아나는 환자는 그다지 늘어나지 않는다. 너무나도 진행해 버린 암은 이미 국소에만 그치지 않기 때문이다. 암을 정복하기 위해서는 암을 조기에 발견하는 것이 근본 문제이다. 그렇게 되면, 성가신 치료에 의하지 않더라도, 쉽게 암을 퇴치시킬 수 있다.

　오늘날, 암의 '얼굴'이 변했다고 하는 것은 옛날과 같은 무서운 모양을 한 진행 암을 발견하는 경우는 드물어지고, 오히려 어디에 병변이 있는지 모르게 되었다. 즉, 육안으로 관찰할 경우, 정상 자궁과 구별이 되지 않으므로, 세포 진찰로 암 세포를 검출하고, 상세한 조직 검사로 비로소 조기의 암을 확인하는 것이 오히려 통례가 되어 왔다. 따라서 이와 같은 빠른 시기에 수술하고, 그 척출 표본을 다른 사람에게 보여도, 어디가 나쁜지 말할 수 없고 이 주변에 암 조직을 증명했지만……이라고 하는 것 같은 변명같은 설명 밖에 할 수 없다.

　이것이 현재의 100% 치료할 수 있는 암의 '얼굴'이다. 이런 조기에 발견되는 암의 빈도는 사실은 아직 그다지 많아지고 있는 것은 아니지만, 암 연구 센터에서는 부인 암의 1/3까지가, 이런 당연한 '얼굴'을 한 암이라고 한다. 검진이 대중적인 구미의 어느 지역에서는 70%가 이런 초기에 암을 발견한다고 한다. 1년에 1회라도 좋으므로, 세포 진찰의 검사를 받기만 하면 순식간에 진행한 암은 모습을 감춰 버리고, 다음은 암이 발생해도, 매우 초기 중에 발견된다. 그리고 치료는 간단하고 더구나 100% 치료를 기대할 수 있다. 그것만 실행할 수 있으면 이제 암으로 목숨을 잃는 부인은 없어질 것이다.

　그렇지만 아직 이런 실태를 모든 부인이 알고 있다고는 생각되지 않는다. 한 사람 한 사람이 암 정복에 스스로 적극적으로 나서기를 진심으로 바라는 마음에서 이 책을 엮어 펴낸다.

자궁암 예방과 치료법
차 례

제4장/체암(體癌) ···························· 191

제1장

자궁암(子宮癌)에 걸렸을 때

- 어떤 형태로 발견하고, 어떻게 치료했는가

—그 실례와 해설—

16

□체험 예 1

제3기의 암을 수술로 치료한 예
——계기는 요통——

H씨(당시 33세, T시)

9년 전 4월경이었을까? 사소한 붉은 대하가 있었다. 가까운 병원에서 진찰을 받으니 미란(磨爛)때문이라고 해서, 치료도 하지 않고 지내고 있었다. 그런데 여름이 시작되면서부터 요통을 느끼게 되었다. 이 때, 혹시 암이 아닐까 라고 하는 생각이 번뜩 떠올랐다. 그래서 대학 병원에 가서 진찰을 받은 후, 남편에게만 암에 걸려 있음과 치료 시기를 놓쳤다는 말을 했다.

남편은 너무 놀란 나머지 기절해 버렸기 때문에 비밀이 누설되지 않을 수 없었다. 오히려 내가 남편을 위로하면서 귀가하는 형편이었다. 그 때, 아이들은 10살, 8살, 5살이었다. 이런 아이들과 마음 약한 남편을 남기고 죽게 되는 것이 아닐까, 혼자 고민에 빠졌다. 남편은 그 후 식사도 제대로 못하고, 좋아하는 술도 못 마시고 고민하고 있었기 때문에 나는 암 연구 센터에 가 보자고 제안했다.

암 연구 센터에서는 진찰 후 또 남편에게 이야기하겠다고 해서, 앞의 경위를 설명하고, 나에게 직접 얘기해 달라고 부탁했다. 그러자 의사는 병명은 말해 주지 않고, '떼어 버리면 됩니다'라고 말하였다. '뗄 수 있습니까'라고 묻자, '뗄 수 있어요'라고 싱글 벙글 하였다. 그런 이유로 입원해서 9월 18일 마음 편하게 수술을 받았다.

□체험 예2

아내와 함께 투병한 남편의 체험

작곡가 R씨

'안 됐지만, 이대로 놓아 두면 앞으로 1년 반, X선 조사를 해도 3년 반이라고 생각하고 계셔야 합니다. 이미 수술할 수 있는 단계가 아닙니다.' 전화는 거기에서 끊어져 버렸다. 아내 H가 O병원에 간 것은, 그 2, 3일 전의 일이었다.

아내는 그 해 처음부터 상태가 나빴던 것 같다. 대하가 있다고 해서 근처 의원에 갔지만, 대수롭지 않은 것이라고 하면서 복용약을 주었다고 한다. 5월경에도 다른 병원에 갔지만, 역시 대단한 것이 아니라면서 복용약을 주었을 뿐이었다. 그로부터 2개월 후.

'때 늦음, 여명 1년 반'이라니! 그러나 나는 어떻게든 아내의 목숨을 살리고 싶었다. 그런 때, 근무처 레코드 회사에서 암 연구 센터를 소개받은 것이 아내의 생과 사의 갈림길이었다. 이 행운이 없었다면 아내는 이미

이 세상에는 없었을 것이다.

암 연구 센터에서 M의사로부터 '상당히 진행은 되었지만, 아직 수술할 수 있다고 생각되므로 잘라 봅시다'라고 하는 말을 들었을 때는 지옥에서 부처라도 만난 기분이었다. 이 1개월 동안 나는 가능한 한 가족 사진을 많이 찍었다. 온 식구가 맛있는 음식을 먹으러 가거나, 연극을 보거나 했다. 그러나 무엇을 해도 괴로웠다. 9월 12일에 입원해서 9월 18일에 수술을 받았다. 아내는 그날 밤, 마취가 깨고 나서 아팠을 뿐, 경과는 매우 순조로워서 24일만에 퇴원할 수 있었다. 그리고 8년이 지난 지금 아내는 건강하게 일하고 있다. 아이들은 이제 성인이 되었다.

□해설

R씨는 자궁경암의 제3기로 근치(根治)는 조금 무리라고도 생각되었지만, 어떻게든 깨끗이 제거하고 싶어서 수술을 권했다. 보통 수술을 권하면 충격을 받는 사람이 많지만, R씨의 경우 매우 기뻐한 것은 다른 병원에서 때를 놓쳤다고 했기 때문이었다고, 나중에 알았다. 경과는 순조로웠고 입원 일수도 24일간으로 나머지 X선 검사를 할 때에는 통원할 수 있었다. 지금 R씨 일가의 행복한 모습을 보고, 우리들은 더할 나위없이 기쁘게 생각하고 있다.

□체험 예3

수술하기를 잘한 제2기의 암 예
──대하가 늘어났기 때문에──

K씨(당시 30세, T시)

결혼 후 6년째에 임신을 했지만 몸이 붓고, 부정 출혈이 있었기 때문에 부득이하게 임신 2개월 때 인공 임신 중절을 했다.

그 후, 생리는 보통이었지만 30세가 되었을 무렵, 대하가 많아져서 가까운 의원에서 진찰을 받았는데 걱정하지 않아도 된다고 했다. 그렇지만 임신이 안 되기 때문에 남편의 권유로 K병원에 가서, 여러 가지 검사를 받은 결과 암 초기라고 했다. 놀라서 다른 병원에도 가 보았지만, 결과는 마찬가지였다. 그렇다고 통증이나 출혈이 있는 것도 아니었다. 암 연구 센터에서는 몇 번이나 친절한 편지를 받고 있었기 때문에 반 년 정도 지났을 무렵, 겨우 입원할 마음이 생겼다. 그리고 5일 후, 수술을 해서 자궁 전부를 떼어 내고, 다시 X선 치료를 받고, 1개월 후에 무사히 퇴원했다.

그 후, 1개월에 1번은 병원에 가서 남녀 혼합 호르몬 주사를 2년 가까이 맞았다. 아이도 없는데다가 30이 될까말까한 나이에 자궁을 떼어 버린 사실을 남편은 어떻게 생각하고 있을까, 처음에는 고민했지만, 의사로부터 이야기를 잘 듣고 있던 남편은 나를 격려해 주었다. 수술 후, 이미 8

년이 지났지만, 지금도 1년에 1번은 병원에 가서 진찰을 받고 있다. 30 대에 자궁을 떼어 내면 몸의 여기 저기가 부실해진다. 친구들이 걱정했지 만, 아무런 이상없이 건강하고, 부부 생활에도 아무 지장이 없다.

□ **해설**

K씨와 같이 젊어도, 자궁경암은 충분히 발생한다. 20~25세의 부인에 게도 있다. 발견 시기와 연령의 관계를 조사해 보면, 젊은 사람일수록 빠른 시기에 발견되는 경향을 볼 수 있다. 이것은 젊은 사람 쪽이 성생활 의 기회가 많기 때문에 비교적 빠른 시기에 접촉 출혈을 깨닫고 진찰을 받기 때문이다. 이것에 비해 고령자나 미망인의 경우는 초기 징후를 놓쳐 버려서, 암이 상당히 진행하고 나서야 비로소 깨닫는 경우가 흔히 있다.

암은 극히 초기의 상피내 암의 시기가 상당히 길어 때로는 10년 이상이 나 걸린 경우가 있다. 그러나 한번 침윤(浸潤)을 시작하면 그 증식은 현저해서 만일 치료를 하지 않고 방치해 두면 2년 전후에 사망한다. 그러 나 젊은 부인이 사소한 대하, 특히 조금 색깔이 있는 대하를 깨닫거나, 접촉 출혈이 있어서 곧 전문의를 찾아 정밀 검사를 받고, 그 결과가 암이 었을 경우에는 거의 초기라고 말할 수 있다. 오늘날 산부인과의 암 진단학 은 매우 진보해 있어 극히 초기의 암도 발견할 수 있다.

최근과 같이 암에 대한 관심이 높아지고 건강 진단이 이루어지게 되자 옛날에 비해 암의 발견이 빨라지고 이것에 따라서 연령도 젊어지고 있 다. 그러나 자궁경암은 미혼 여성에게는 좀처럼 좀체로 발생하지 않는 다. 그러나 결혼 연령이 빠를수록 발생하기 쉬운 경향이 있다. 이 때문에 결혼 후, 대하나 출혈이 있으면 반드시 건강 진단을 받도록 한다.

자궁암에는 경암과 체암이 있고, 체암은 경암과는 완전히 반대로 미혼

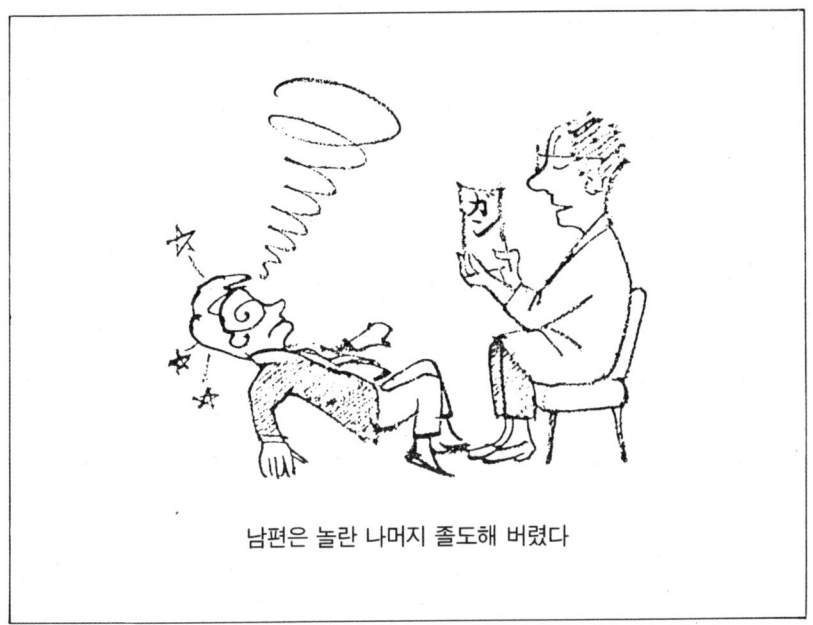

남편은 놀란 나머지 졸도해 버렸다

이나 불임의 사람에게 많기 때문에 주의해야 한다. 출혈이나 대하가 있다고 해서 반드시 암이라고 할 수는 없고 오히려 그렇지 않은 경우가 많다. 암 이외의 병일 때는 안심하고 원인이 되는 병을 치료한다. K씨의 경우, 암이라고는 믿을 수 없어 여러 병원을 찾았다고 하지만, 인간은 누구나 암이 아니라는 말을 듣고 싶어한다. 따라서, 만일 암이 아니라고 하는 의사가 있으면 그쪽을 믿어 버린다. 그 결과 되돌이킬 수 없게 된 실례를 나는 많이 알고 있다. 그런 일이 없도록 부디 주의하길 바란다.

젊은 사람의 암 발육은 노인보다 신속한 것이 보통이다. 내가 처음 K씨를 진찰했을 때, 이미 분명한 암이었다. 자궁경부에만 그치고 있는 제1기의 상태였다. 몸도 튼튼했기 때문에 수술해서 조치시키고 싶다고 생각하고, 수술을 권했지만 약속한 입원 예정일이 되어도 보이지 않았다. 문의하자 아무래도 수술이 싫어서 결심이 서지 않는다고 했다. 그래서 입에 침이 마르도록 빨리 치료해야 한다고 권했다. 그럼 큰 맘 먹고 하겠다고 하는 대답이 있었지만 1개월 지나도 내원하지 않았다. 나는 매우 마음 아팠지만, 아무래도 이대로 내버려 둘 수 없기 때문에 다시 재촉 전화를 걸고 호출 편지를 보냈다. 이렇게 한 결과 겨우 내원을 하여, 어째서 빨리 오지 않았느냐고 물었다. 그러자 K씨는 자신이 수술을 할 경우, 지금까지 이루어 놓은 가정 생활이 파괴된다면 죽는 편이 더 낫다고 했다.

그래서 나는 수술로 인해 절대 가정 생활이 파괴되지 않는다는 것을 잘 설명했다. 아이는 낳을 수 없게 되지만, 그 이외에는 아무것도 걱정할 필요가 없다고 하자, K씨는 수술을 하고 싶은데, 과연 남편이 이런 심정을 이해할 수 있을지 라고 걱정했다. 나는 부부가 함께 있을 때, 남편에게 그 얘기를 잘 설명했다. 남편은 '아내가 수술을 받아도 나는 지금까지 해온 것의 두 배로 가정 생활을 훌륭히 해 나갈 셈이다'라고 말해서 수술하기로 결정했다.

그리고 나서 또 1개월 지나도 입원을 하지 않아, 다시 불러 내서 진찰하자, 암은 자꾸 자꾸 증식해서 이윽고 자궁을 넘어, 주위의 골반내에까지 침윤하려고 하고 있고, 질 쪽으로도 향하고 있음을 알았다. 이렇게 되자, 이제 더 이상 가만히 있을 수 없어 몇 번이나 집요하게 설득했다. 그 결과 제2기에 들어가 버린 암을 수술했다. 치료할 수 있었던 것은 정말로 기쁜 일이었다.

□체험 예4

제2기의 암을 방사선 치료로 조치시킨 예
──불임을 치료하려다가 발견──

M씨(당시 39세, S시)

　당시 우리들은 두 번째의 아이가 갖고 싶다고 생각하고 있었을 때였다. 월경은 순조로웠지만, 대하가 많고 그것이 가끔 핑크색이 되는 경우가 있어서, 그 때문에 임신이 안 되는 것일까 라고 생각하고, 근처 병원에 가서, 여성 호르몬 주사나 세정(洗浄)을 받고 있었다. 그렇지만, 아무런 효과가 없을 뿐만 아니라 부정 출혈만 있게 되었기 때문에 그 사실을 의사에게 말하자, 좀더 확실히 해 두기 위해서 조직 검사를 하였다. 그 결과 암이라는 사실을 알았다. 다음날, 암 연구 센터에 가서 진찰을 받자, 암의 제2기로 수술은 필요 없지만, 방사선 치료를 하루라도 빨리 하는 것이 중요하다며 입원을 권유했다. 나는 몸이 떨려서 생각대로 걸을 수 없을 정도로 충격을 받았다. 그리고 나서 매일 죽음을 생각했다.
　우리는 음식점을 하고 있었다. 일하고 있는 사람이 많이 있고, 이미 아들이 가업을 잇고 있어서 가게쪽은 안심이었지만, 남편을 남기고 입원하는 것이 마음에 걸렸다. 나는 원래 빈혈 기미가 있었고, 1개월만의 라듐과 X선 조사 결과, 심한 빈혈상태가 되어, 포도당, 비타민 등의 점약 정맥 주사와 수혈을 가끔 받았다. 라듐 치료 때는 24시간 절대 안정이 필요해서 침대를 떠날 수 없지만, 그 외의 때는 가끔 집에 돌아갈 수도 있었다.

다행히, 경과는 순조롭고 건강해져서 퇴원할 수 있었고, 퇴원후도 3개월 간은 1달에 1번, 그 후는 3개월에 1번의 비율로 2년 가까이 병원에 다니고 현재는 1년에 2~3회 건강 진단을 받고 있다. 치료 후, 월경은 없어졌다. 여자로서의 사명을 잃어 버린 것 같은 쓸쓸한 기분이었다. 또한 입원 중 남편의 귀가가 늦어졌다고 하는 점도 마음에 걸리고, 부부간의 문제도 이제 소용없을 것이라고 혼자서 고민하고 있었다. 그러나, 어느 날 의사와 이 사실에 대해서 이야기할 기회를 얻어 솔직히 상담한 결과, 의사는 임신 기능성이 없어진 외에는 아무런 지장이 없으므로 안심하라고 아무렇지 않게 이야기했다.

그 후 기분이 풀려서 남편과도 이야기를 잘 할 수 있게 되었다. 그 결과, 입원중에 남편의 귀가가 늦다고 생각한 것은 나의 오해였음을 알고 이런 이유에서 오히려 이전보다 서로의 신뢰가 높아져서 원만한 생활로 돌아갈 수 있었다. 그 후도 의사의 건강 관리를 받고 있기 때문에 재발 없이 7년이 지났고, 건강하게 지내고 있다.

□해설

M씨의 병은 자궁경암으로, 아직 골반 내로의 침윤은 거의 없었지만 질쪽으로 조금 퍼져 있었기 때문에 제2기라고 진단되었다. 불임을 위해 병원 산부인과를 가끔 방문하다가, 그 무렵 마침 엷은 핑크색의 대하가 있었던 것이 계기가 되어 암을 의심하고, 조기에 발견할 수 있었던 것은 결과적으로는 행운이었다. 대개 자궁경암 초기에는 확실한 증상은 없다. 통증, 출혈, 대하, 악취 등의 증상은 모두 병이 상당히 진행되고 나서 나타

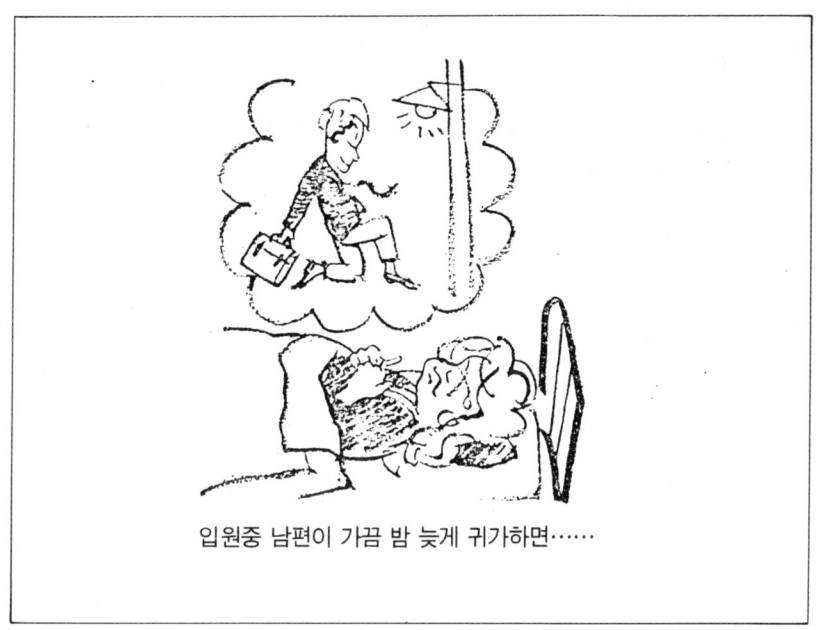

입원중 남편이 가끔 밤 늦게 귀가하면……

난다.

M씨의 경우는 침윤이 질에 일부 퍼져 있었지만, 그것은 아직 표층뿐으로 제2기라고는 해도, 조직학적으로는 극히 초기의 상태였다. 수술이 아니고 방사선에 의한 치료를 선택한 것은 수술에 의해 만일 질침윤이 남아버리는 경우가 있으면 안 된다고 하는 점과 다른 한편으로 질벽 표층의 암침윤은 라듐으로 쉽게 없앨 수 있다고 하는 이유 때문이다. 오늘날 재발의 우려는 전혀 없지만, M씨와 같은 경우라면 수술이라도 치료의 가능성은 많다고 생각한다.

M씨가 가장 걱정한 치료 후의 폐경 문제도 암 치료에 따라서 부득이한 일이지만, 가령 X선이나 코발트에 의해 난소의 기능이 없어졌다고 해도 절대 여성이 남성으로 변하는 것은 아니다. 만일 호르몬 장해가 가끔 일어났다고 한다면, 그것은 간단히 호르몬 주사 등으로 치료할 수 있기 때문에

걱정할 필요는 없다.

방사선 치료에서 가장 일어나기 쉬운 장해는 혈액에 대한 부작용의 문제이다. 특히 백혈구가 줄어드는 문제가 중대하다. 따라서 치료중에 그 예방과 보혈 치료를 위해서 여러 가지의 약물이나 수혈을 필요로 하는 경우가 있다.

방사선 치료가 끝난 후에는 1~2개월은 무리를 하지 않고, 일광을 즐기고 항상 좋은 공기를 마시도록 유의하는 것이 중요하다. 음식은 과일, 생야채, 우유, 치즈, 요구르트, 내장, 달걀과 같은 것이 체력의 회복을 촉진해 준다.

또한, 방사선 치료 후, 직장 장해가 일어나는 경우가 있다. 라듐 조사를 자궁에 접근해 있는 직장이 동시에 받아 버리기 때문에 배변 때 변이 나올 듯 말듯 하거나, 가끔 변의를 재촉하거나, 점액이 나오거나, 혈액이 섞이는 경우가 있다. 치료 후, 1~2개월에 그와 같은 증상이 일어나면 자연히 치료되지만, 반 년, 1년, 2년 혹은 10년, 15년이 지나고 나서도 재발하면 빨리 진찰을 받도록 한다.

흔히, 직장암이 아닐까 라고 걱정하거나, 또는 전의 치료 사실을 의사에게 알리지 않고 다른 의사에게 진료받으면 직장암을 의심받는 경우가 있으므로, 전의 사실을 잘 알고 있는 주치의를 찾아서 상담하는 것이 좋다. 어쨌든 너무 걱정할 필요는 없다.

방사선 치료 후, 2개월 정도가 지나면 가사도 성생활도 정상적으로 할 수 있게 된다. 방사선 치료에 의해 점액막이 약간 딱딱해져서 조금 출혈하는 경우가 있을 지도 모른다. 그 때문에 재발을 의심하고 상담하러 오는 사람도 있지만 이것은 쉽게 치료할 수 있으므로 걱정은 필요없다. 성생활에 대한 장해는 전혀 없고 성생활에 의해 암의 재발이 촉진되는 경우도 절대 없다.

□체험 예⑤

초기 암을 가족의 협력과 수술로 치료한 예
─사소한 접촉 출혈에서─

K씨(당시 37세, S시)

그 무렵, 가끔 사소한 접촉 출혈이 있었는데, 평소 건강했기 때문에 별일 아닐 것이라고 생각하며 지내고 있었다. 그런데, 그로부터 1년쯤 후, 접촉 출혈은 자궁암의 하나의 증상이라고 알고 병원에 가 보기로 했다. 3회 통원 검사를 받고, 최종일에 '암이에요'라고 하는 간단한 이야기를 들었다.

서둘러서 암 연구 센터에 가서 역시 자궁암 초기라고 하는 사실을 알고 수술을 하게 되었다.

수술을 한 밤은 고통스러웠지만, 3일째에는 같은 방 사람의 이야기에 웃을 수 있을 만큼 명랑해져 있었다. 1주일만에 실을 뽑고, 곧 걷는 연습을 시작해서 입원 후 1개월도 채 안 되어 퇴원할 수 있었다.

귀가후에는 무리를 하지 않도록 유의해서 양생하고 2개월 후에는 슬슬 가사 일도 할 수 있게 되었다. 체력은 점점 좋아졌지만, 변통이 잘 되지 않는 점과 2번 방광염이 된 점으로 고민했다. 그렇지만, 모두 별일없이 치료되었다. 부부 생활도 의사의 지도로 아무런 실패도 없이, 이전과 변함 없이 할 수 있게 되었다. 3개월 정도 지나고 ×선 조사를 위해 몇 번인가 통원하고 치료를 끝냈다.

치료 후 5년째 여름, 42세 때, 온 가족이 O시에 가서, 아이 못지 않게 B산에 올라갔다. 이것은 암을 근치한 기념으로서 나에게 있어서 잊을 수 없는 추억이 되고 있다.

지금도 1년에 3∼4회는 암 연구 센터에 가서 호르몬 주사를 맞고는 이상이 없는지를 확인하고 있다.

□해설

K씨의 일가는 부인의 암을 치료하기 위해 팀웍을 잘 짜서 문제에 대응하였다. 우리들도 그것을 옆에서 보고, 추측하고, 매우 깊이 계발되는 점이 있었다. 우리들과 같이 치료하는 입장에 있는 사람은 인정과 관심보다는 그저 한결같이 암만 치료하면 된다고 하는 사실에 사로 잡히기 쉬우므로, 그 점을 보충하기 위해서라도 가족의 협력은 꼭 필요하다.

암이 치료되었다고 하는 것은 암에 의해 출혈하거나, 대하가 있었던 것을 일시적으로 치료한다고 하는 의미가 아니다. 암을 완전히 제거해서 더 이상 재발하는 일이 없다고 확인되었을 때, 비로소 치료되었다고 말할 수 있다.

그런데 암을 치료하고 치료를 끝냈을 때, '이것으로 이제 더 이상 재발의 우려는 없다'라고 우리들은 자신있게 말할 수는 없다. 다만, 제0기라면 이것은 수술에 의해 이제 완전히 제거되었다고 말할 수 있다.

그러나 제1기, 제2기 혹은 그 이상으로 진행된 암을 치료했을 때에는 이제 이것으로 좋다고 하는 말은 할 수 없다.

왜냐하면, 제1기의 경우의 근치율은 90%를 상회하지만 제2의 경우는 약 80%, 제3기의 경우, 약 40%, 제4기가 되면 10% 이하로 떨어져 가령 제1기에서 치료해도 수 %의 사람은 재발을 피할 수 없다.

이 사실은 암이라고 하는 병의 숙명이라고도 말할 수 있을 것이다. 암은 가령 자궁에 발생한 것이라도 림프관이나 혈관을 통해서 먼 곳으로 전이(轉移)해 가는 경우가 있다. 이 전이의 비율은 제1기에는 적고, 제2기, 제3기로 진행함에 따라서 많아진다. 그래서 치료 후는 정기적으로 건강 진단을 받아, 재발의 유무를 검사하고, 재발이 있으면 빨리 이것을 치료하도록 해야 한다.

암 치료 후의 재발 시기는 1년 이내가 대다수로 만 3년이 지나면 상당히 적어지고, 만 5년이 지나면 가능성은 극단적으로 적어지는 사실이 통계적으로 분명히 나타나 있다.

이 때문에 우리들은 만 5년이 지나서 건재할 때, 비로소 암이 치료되었다고 정의하고 있으며, 이것은 국제적인 약속이 되고 있다.

그래서 나는 암을 치료했을 경우, 만 5년을 목표로 건강 진단을 게을리 하지 않도록 본인에게도 가족에게도 설명하고 있다. 만 3년에 우선 가볍게 축하하고, 만 5년에 진짜 축하를 하도록 라고.

만 5년이 지난 후에도 드물게 재발하는 예가 있다. 10년 이상이 지나고 나서 재발하는 경우도 있다. 따라서 5년이 축하한 후에도 1년에 2번씩 건강 진단을 계속 받아야 한다.

☐체험 예 6

신혼 초기의 젊은 암을 방사선으로 치료한 예
—오히려 성병 문제를—

M씨(당시 22세)

19세가 되던 해, 나는 결혼하였다. 그 때는 무척 건강했었다. 그로부터 3년 6월 후였다. 성교 후에 상당한 양의 단단한 혈액이 나왔다. 그 후 배변 때에도 출혈이 있었다. 그 사이에 물과 같은 대하가 끊임없이 있게 되고, 조금 냄새가 나게 되고, 아랫배에 둔한 통증까지 느끼게 되었다.

그런 일이 2개월 정도 있다없다 했지만, 남편은 술도 담배도 하지 않고, 성병에 걸린 적도 없는 건강한 사람이었기 때문에 내가 병에 걸리리라고는 생각하지 않았다.

그렇지만, 점점 성생활이 곤란해졌기 때문에 산부인과 의사의 진찰을 받자, 암 전문 병원으로 가라고 했다.

8월 31일에 반신 반의하면서 암 연구 센터에 가서 진찰받은 결과, 수술을 하든가 방사선으로 치료하든가, 어느 쪽으로 결정해야 한다고 했다. 그래서, 몰래 다른 병원에 가 보았더니 수술하는 외에는 방법이 없다고 해서 다시 암 연구 센터로 돌아왔다. 그리고 방사선으로 치료해 달라고 했다.

치료는 X선 치료와 내부에 라듐을 쪼이는 것이었다.

라듐은 만 하루 쬐고(삽입한다), 그것을 빼고 더 병원에 있고, 나머지는 통원이라고 하는 형태, 즉 1주일 중 2일을 병원에 머물고, 나머지는 자택에서 다니는 것이다. 그런 치료를 3회 반복해서 실시했다.

더구나 라듐 치료 전에는 전신의 건강 진단을 받았지만, 특히 불쾌한 것은 방광 검사였다. 의사의 이야기에 따르면 이 검사는 매우 중요하다고 했다.

방광에 뭔가 이상이 있는 것 같아서 다시 X선 검사를 했지만, 치료에 별 지장 없는 가벼운 방광염이었다.

아무튼 덕분에 매우 건강해져서 정기 건강 진단을 자칫 잊어 버려서 의사로부터 도대체 살아 있느냐, 죽었느냐고 하는 편지를 받고, 서둘러서 병원으로 향하는 형편이었다.

나는 어느 사이엔가 중년에 접어들었고, 병 따위는 완전히 잊어 버렸다.

□해설

내가 M씨를 보았을 때, 우선 22세의 젊은 여성임에 놀랐다. 다음에는 심한 빈혈이었던 점과 자궁질부에 야구공 정도의 크기로 암이 증식되어 있는 점에 또 놀랐다. 그 부분은 모란채와 같은 상태로 그것이 자궁질부부터 질벽에까지 퍼져 있었다. 그 뿐만 아니라, 자궁방결합직(子宮旁結合織)에 양쪽 모두 침윤이 퍼져 있었다. 진찰 때, 출혈이 심해서 나중에 몇 장이나 가제를 넣어 겨우 피를 멈출 정도였다.

어쨌든 수술을 권했지만, 어떻게든 자르지 않고 치료할 수 없느냐고 했기 때문에 방사선 요법으로 치료하게 되었다. 다행히, 이 종류의 암에는 방사선이 매우 효과가 있다. 만일 그것이 안 될 때는 수술을 한다는 조건을 붙였다.

암의 조직은 물론 진행해서 가장 보통의 편평상피 암이었다. 혈액은 헤모글로빈이 60%(보통은 90~100%), 적혈구 수가 300만(보통은 400~450만), 혈침이 1시간 80mm(보통은 3~10mm)였다.

X선과 라듐에 의해 우리들의 방식으로 치료했고, 라듐 효과는 눈에 보이는 것 같았다. 1회의 라듐 조사로 출혈은 없어지고, 2회째에는 공과 같았던 질부가 움츠러 들어서 보통에 가까웠졌다. 라듐 치료는 3회 실시했지만, 치료 종료 무렵에는 어디가 나빴는지 모를 정도로 깨끗하게 치료되어 있었다.

치료전의 방광 검사로 자궁경암에 의한 압박 때문에 상당히 심한 방광염을 일으키고 있음을 알았지만 암과 병행해서 치료를 하여 대과없이 끝났다.

이윽고 5년 후, 안심했을 무렵에 편지를 하였으나, 그것이 다시 되돌아왔다. 그래서 병원 직원이 구청과 경찰에 문의하여 겨우 거주지를 알아내어 건강한 모습을 확인하였고 그녀가 건강하다는 사실에 매우 기뻤다.

M씨는 현재 행복한 가정을 이루고 있다.

□체험 예⑦

방사선 치료에 계속해서 수술을 한 예
──대출혈을 할 때까지 주의하지 않았다──

C씨(당시 32세)

22세에 결혼해서 5번의 임신을 경험했지만, 한 번은 유산, 세 번은 인공 중절, 마지막 출산 때는 30세였다.

31세, 4월에 성교 후 작은 핑크색 얼룩을 보았으나, 그 때뿐이었기 때문에 어느덧 신경쓰지 않게 되었다. 그 해 10월에 감기 후 미열이 계속되어 결핵 진단을 받았다. 스토마이 주사, 파스, 히드라지드 내복으로 자택 요양을 하고 있었다. 그 이후 수개월 사이, 결핵이 매우 좋아졌다고 해서 안심했다.

그런데, 4월에 오랫만의 성교 후, 상당히 심한 출혈이 있었다. 놀라서 가까운 산부인과 의사의 진찰을 받자, 가제를 채우고, '이것으로 괜찮을 것이다. 다시 내일 응급 처치를 하자'라고 했을 뿐이었는데, 남편이 의사에게 불려서 들은 바에 따르면 전문 병원에서 응급 처치를 받아야 한다고 했다. 그래서 4월 11일에 상경하여, 암 연구 센터에 갔다. 곧 입원하고 텔레코발트 치료를 1개월이나 계속했다.

어느 날, 의사가 싱글 벙글해서 '수술하자'라고 제의했다. 어떤 사정으로 어떤 수술을 하는지, 우리들은 몰랐지만, 모든 것을 맡기고 5월 20일에 수술을 받았다. 수술중에는 마취되어 있었기 때문에 고통은 없었다.

그 후, 약 1개월은 매우 순조로와 6월 17일에 완전히 건강하게 집으로 돌아갈 수 있었다. 그 이후 이미 5년 남짓 된다. 건강 진단을 받는 날에는 상경해서 진단을 받는다. 지금은 매우 건강하다.

□해설

C씨를 진찰했을 때는 망연 자실했다. 매우 거대한 자궁경부로, 완전히 암으로 점령당해 있었다. 그리고 자궁방결합직은 버걱거리는 종양이 되어 골반벽에까지 고착해 버리고 있다. 다만, 자궁질부쪽은 침범당해 있는 정도가 가벼웠다.

이것은 경관암으로 더구나 내방침윤형(內方浸潤型)의 제3기의 것이었다.

진찰을 했을 때는 출혈이 그다지 심하지 않고, 점액 분비는 많았다. 이런 암은 사실은 매우 심상치 않은 것으로 우리들이 말하는 선암이라고 하는 조직 구조를 가진 것이다. 선암은 뗄 수 있으면 수술을 하는 편이 좋지만, 아무래도 주위로의 침윤이 너무나도 심하기 때문에 수술은 도저히 불가능하게 생각되었다.

그래서 부득이 텔레코발트 검사를 골반 전체에 대해서 실시했다.

텔레코발트는 4월 15~5월 13일까지 약 1개월간 심부량에서 3,000뢴트겐이라고 하는 다량을 조사했다. 그 사이 조직 검사를 해도 암 조직은 사라지지 않는다. 어떤 종류의 선암은 방사선에 대항을 보이는 경우가 있지만 C씨의 경우도 강력한 조사에 의해서도 그다지 효과를 보이지 않았다. 그러나 골반으로의 침윤은 약간 경도가 된 듯이 생각되었다.

이 이상 방사선 치료를 하는 것은 매우 어렵게 생각되었다. 다행히,

골반내로의 침윤은 어느 정도 없어졌기 때문에 과감히 수술을 해 볼 마음이 생겼다.

이 사정을 남편에게 이야기했더니 방치해 두어도 치료되지 않는 것이라면 어떻게라도 해서 시험해 보자 라고 말했기 때문에 나로서는 매우 비통한 결심하에 수술을 하기로 했다.

결핵이었다고 했지만, X선 촬영으로 조사해 보니, 다행히 폐에도 심장에도 특히 이상이 없어서, 몸은 수술을 견딜 수 있는 상태였기 때문에 5월 20일, 수술을 했다. 광범성 자궁전적이다. 떼어낸 것을 검사해 보니, 자궁경부에는 암이 여전히 있지만 크기는 방사선 치료전과 비교하면, 약 반 정도로 줄어들어 있었다. 그러나 악성도가 높은 상태의 것이었다. 림프절은 19개 적출하고 그 중 3개에 전이가 인식되었다.

다행히 수술 후의 경과가 좋아 퇴원했지만 정기 건강 진단에 보일 때마다 눈에 보이게 건강해져서 나를 기쁘게 해 주었다. 이 정도라면 이제 걱정 없다고 나는 안심하고 있다.

□체험 예8

종교에 의해 암이 치료된다고 믿고 있었던 예
──물과 같은 대하를 깨닫고──

N씨(당시 38세)

우리집은 대대로 ××교의 교회를 하고 있어 나는 어릴 때부터 그 도의 수련을 받았다.

20세에 결혼해서 5명의 아이가 있다. 어머니는 이미 돌아가셨지만, 지금 생각해 보면 간장암이었던 것 같다.

그때까지 산부인과의 병은 한 번도 경험하지 않았지만, 결혼 후 8년째의 6월경 물과 같은 대하가 늘어났다고 생각하고 있었는데, 다음해 6월에 성교 후 출혈이 있어서 깜짝 놀라 가까운 의원에 갔다. 진찰 후, 의사는 병에 대해서는 한마디도 하지 않고, 암 연구 센터에 가 보라고 소개 명함을 주었다. 그 무렵 체중이 조금 줄고, 미열이 있는 경우도 있었다.

암 연구 센터에서의 진찰 결과는 좋지 않을 것 같았지만, 병원에서 버림받아도 신이 있다. 반드시 지켜 줄 것이라고 믿고 있었다.

의사의 권유로 곧 입원해서 라듐과 X선에 의해 치료를 하게 되었다.

병원 생활은 나의 교회 근무 생활과 비교하면 매우 다른 세계였다. 다음날 아침 5시에 여느때와 같이 기도를 시작했지만, 주위 사람들이 매우 싫어했다. 의사에게 기도는 마음속으로 하라는 말을 듣고 다음날부터 이불속에서 잠자코 하기로 했다.

의사는 병은 내가 맡을 테니까, 정신력은 당신이 강하게 하라고 했다.

투병은 약 1개월이었지만 이렇다 할 고통 없이 치료를 마칠 수 있었다.

그 당시, 나는 병이 치료된 것은 신 덕분이라고 굳게 믿고 있었지만, 그 후 3년이 지나고, 5년이 지나고, 건강 진단을 받을 때마다 사실은 병은 의사가 치료해 주었다고 생각하게 되었다.

그 이후는 신자가 병에 걸리면 곧 병원에 갈 것을 권하고 병원에서 육체를 치료받으면 다음은 신이 도와 준다고 설명하고 있다.

□해설

N씨가 소개장을 갖고 찾아왔을 때, 나는 일이 엉뚱하게 되었다고 생각했다. 그것은 내 집 가까운 ××교의 부인이었기 때문이다.

아무튼 제3기의 질부암이었기 때문에 곧 입원시키고 X선 조사를 했지만 병원 생활에 있어서는 매우 기묘한 존재였다. 입원 다음날 기도를 시작한 사실은 완전히 병원의 화제가 되어 버렸다.

그러나 본인, 남편, 그 외 친척분이 육체를 병원에 맡긴 것은 잘한 일이었다고 말했다.

라듐이나 X선에 의한 치료는 절대 간단한 것이 아니지만, 정신면으로 각오하고 있었기 때문에 불평하지 않고 치료를 받았다. 더구나, 암이라는 사실을 알고도 안색 하나 변하지 않았던 점도 신도의 강함이었다.

나는 이전에 도저히 치료를 받으려고 하지 않고, 종교로 암을 치료하려고 하다가 비참한 죽음에 이른 사람의 예를 생각해 내지 않을 수 없었다.

올바른 종교는 절대 과학을 부정하는 것이 아니다. N씨와 같이 올바른 판단으로 의료를 받아들이는 일이야말로, 진정한 종교의 길을 걷는 사람이라고 말할 수 있을 것이다.

□체험 예⑨

여자 손 하나로 6명의 아이를 키우면서 치료한 예
──계단에서 굴러 떨어졌을 때 출혈이──

H씨(당시 39세)

전쟁으로 행방불명이 된 남편을 기다리면서 6명의 아이를 안고, 고통스러운 생활을 하고 있을 때였다. 어느 날, 계단에서 굴러 떨어진 후, 소량의 출혈이 있었다. 월경이 끝나고 10일 정도 지나고 나서의 일이었기 때문에 이상하다고는 생각했지만, 그 날 그 날을 간신히 살고 있었던 나는 병원을 당장 찾아갈 마음이 생기지 않았다.

그렇지만 그 이후에는 매월 3~4회씩이나 같은 출혈이 있었기 때문에 결심하고 4개월째에 암 연구 센터에 갔다.

진찰 결과, 수술을 하자고 의사가 말했을 때는 눈앞이 캄캄해지는 느낌이었다. 6명의 아이를 어떻게 하면 좋을지 걱정이 되었다. 의사는 나의 보잘것없는 모습에서 눈치를 채었던 것일까? '경제적인 문제라면 걱정하지 않아도 돼요. 어떻게든 되겠죠'라고 말해 주었다. 그 말을 들어도 과연 어떻게 될지 걱정하고 있었지만, 내 근무처의 건강 보험으로 입원비는 일절 들지 않고 수술을 받을 수 있음을 알았다. 다행히 주위 사람의 따뜻한 동정에 의해 아이들은 보살핌을 받을 수 있었기 때문에 안심하고 수술을 받게 되었다.

병의 진행 과정도 가벼운 편이었기 때문에 수술 후의 경과도 좋아 불과 3주일이 채 안 되어서 퇴원할 수 있었다. 그 후, 매년 빠짐없이 건강 진단을 받고, 인사말씀을 드리고 있다.

남편은 지금도 행방 불명이지만 장남은 대학을 졸업하고 좋은 회사에 취직해서 엄마는 일하지 않아도 된다고 하지만, 건강한 동안은 일해서 세상에 은혜를 갚고 싶다.

□해설

H씨의 암은 극히 초기의 상피내암에서 조금 진행한 정도의 질부암이었기 때문에 이 정도의 것을 치료하는 것은 우리들에게 있어서는 식은 죽 먹기이다. 이제 완전히 치료되어 건강한 것은 당연한 일이다.

다만 H씨의 예를 검토해 보면, 남편이 부재로 독신 상태라고 하는 특징을 들 수 있다. 이것은 자칫 때를 놓치기 쉬운 상태이지만 운 좋게 계단에서 굴러 떨어졌기 때문에 부정 출혈을 발견할 수 있었다. 이것이 극히 초기의 것이었던 것은 신의 도움이 있었기 때문일 것이다. 초기에 이 정도의 출혈이 있다고 하는 것은 드문 예이다. 무증상인 경우도 많은데, 독신 상태에서 출혈을 깨달았기 때문이다.

의학적인 치료는 쉬워도, 가정 사정이 걱정이었다. 나는 본인의 주위 사람들과 상담해서 아이들의 생활을 보장받고 본인을 병원으로 인도했다.

그로부터 10년 정도 지난 어느 날, 어느 사이엔가 성인이 된 장남이 대학을 졸업하고 취직이 정해져서 인사하러 찾아왔을 때에 H씨와 함께 눈물을 흘리지 않을 수 없었다.

.

제 2 장

의학적인 입장에서
본 자궁암

□인생의 황금기에 찾아온다

현대인의 사망 원인의 제1위는 뇌졸중이고, 암은 제2위, 이어서 심장병, 노쇠의 순이다.

또한, 연령과 관계지어서 사인(死因)을 들어 보면, 20대는 자살이나 뜻밖의 사고로 인한 사망이 많고, 암은 제5위이지만, 30~34세에는 제3위가 되고, 35~39세에는 제2위, 40세부터 50세까지의 사이는 가장 많은 사망의 원인이 되고 있다.

55~74세까지의 사이에서는 뇌졸중이 제1위로 오르고, 암은 제2위이다.

연령과 사인과의 관계를 보면, 암에 가장 침범당하기 쉬운 40~55세는 인생에 있어서 가장 활동성 넘치는 황금기라고도 말할 수 있는 연대로 가정의 기둥으로서 존재하는 연령이다. 사회적으로도, 국가와 사회를 움직이는 중요한 연대이다. 이것은 가장 주목해야 하는 사실이다.

암에 의한 사망을 그저 팔짱을 끼고 보고 있어서는 안 된다. 암으로 인한 사망은 막을 수가 없기 때문에 국민 한 사람 한 사람이 암에 관심을 갖고 스스로 암을 퇴치해야 한다. 그리하여 사인 중에서 암을 없애 버리고 싶다. 그리고 사인이 노쇠 뿐인 세상으로 만들어 보고 싶다. 이것은 꿈이 아니다.

□없앨 수 있는 자궁암의 사망

매년 많은 여성들이 자궁암 때문에 목숨을 잃고 있는 사실에 매우 가슴이 아프다. 우리들은 필사적으로 자궁암에 의한 사망수를 줄이기 위해서 노력하고 있다. 그러나, 아직 오늘날도 사망수는 많다.

자궁암에 의한 사망수(1949~1969)

연 도	사 망 수	여자 인구 10만 대
1949	8,225	19.7
50	8,356	19.7
51	8,197	19.0
52	8,061	18.4
53	7,638	17.2
54	7,703	17.2
55	7,289	16.0
56	7,343	16.0
57	7,144	15.4
58	7,105	15.2
59	7,099	15.0
60	7,068	14.9
61	6,964	14.5
62	6,940	14.3
63	6,940	14.2
64	6,736	13.6
65	6,689	13.4
66	6,667	13.2
67	6,668	13.1
68	6,610	12.9
69	6,523	12.6

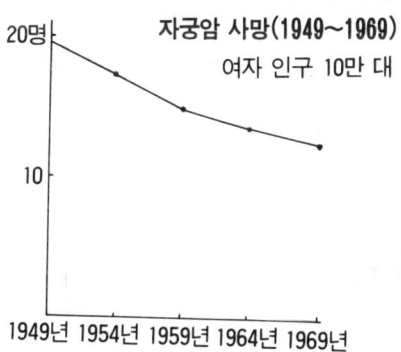

자궁암 사망(1949~1969)
여자 인구 10만 대

그러나, 기쁘게도 표와 그래프로 나타냈듯이 1949~1969년의 자궁암에 의한 사망수를 보면 착실히 사망수가 줄고 있다.

이와 같이 사망수가 감소해 온 원인을 생각해 보자.

첫째, 조기 발견이 진보해 온 점이다. 제1기나 제2기 정도의 비교적 증상이 가벼운 사이에 발견되는 비율이 근년이 되어 많아져서 소위 때를 놓쳤다고 하는 제4기나 제3기까지 진행한 것이 적어졌다. 이 때문에 치유율이 높아져서 사망수가 당연히 줄어든다.

둘째는 치료의 진보이다. 수술을 하는 경우, 이전에 가장 두렵게 여겨지던 세균 감염증은 항생물질 등의 발달로 인해 현재는 방지할 수 있게 되었다. 또한, 수혈의 발달로 인해 심장에 대한 장해나 출혈에 대해서 처치가 쉬워졌다.

이렇게 해서 수술에 대한 위험이 적어졌기 때문에 암을 근본적으로 치료하는 수술이 과감히 이루어지게 된 사실이 사망수의 감소에 도움이 되고 있다.

다른 한편, 방사선의 설비가 갖춰져서 수술할 수 없는 경우라도, 충분한 응급처치를 할 수 있게 된 점도 간과할 수 없다.

셋째는 '암은 치료할 수 있다'고 하는 사실이 일반인들에게 차츰 이해되어서 적극적으로 치료에 노력하게 된 점을 들 수 있다.

그렇지만, 아직 1년에 7,000명 가까운 자궁암으로 인한 사망자가 있다. 이것은 만일 여성이 자기 자신을 지키기 위해서 건강 진단을 받는 습관을 갖는다면 완전히 없앨 수 있는 숫자이다. 현재 자궁암의 발생을 완전히 예방할 수는 없지만, 사망수를 없애는 일은 쉬울 것이다.

□여성이 걸리는 암

여성이 걸리는 암의 비율(1965~1966)

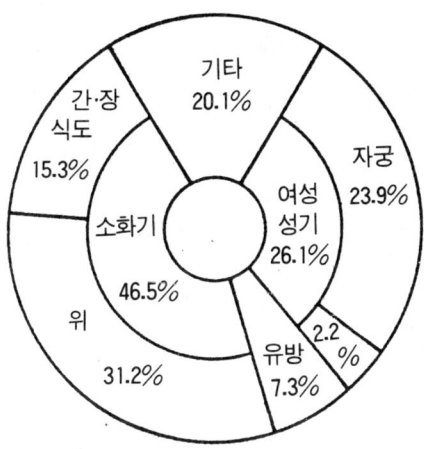

부인과 악성종양빈도(1950~1970 암 연구 센터)

병 명	예수(例數)	%
자 궁 암	5,826	94.7
외 음 암	54	0.9
질 암	51	0.8
악성난소종양	87	1.4
난 관 암	4	0.07
육 종	6	0.1
중 복 암	67	1.1
기 타	54	0.9
계	6,149	

자궁암	자궁경암	5,549	95.2%
	자궁체암	277	4.8%
	계	5,826	

여성이 걸리는 암의 비율은 소화기에 이어서 여성기 암이다. 사망수로 보면 위암이 가장 많고, 자궁암은 훨씬 적지만, 현재 걸려 있는 수는 여성기 암이 상당히 많다. 1965~1966년의 O시의 조사에서는 자궁암이 23.9%, 유방암이 7.3%이다.

또한, 여성기 암 중 각 부위별 빈도를 보면, 1950~1970년의 암 연구 조사에서는 자궁암이 95%를 차지하고 있는 점에 주목된다. 난소암은 진단이 곤란해서, 불명 질환이 되고 있는 경우가 상당히 많다고 생각되기 때문에 실제로는 이 표의 빈도보다도 높은 것으로 생각할 수 있다.

□장소에 따라서 다른 암의 성질

자궁암이란 자궁에 발생하는 암이다. 그러나 같은 자궁 속이라도 장소가 다르면 암의 성격이 매우 다르다. 이 때문에 자궁 해부의 대강을 알아 두면 편리하다.

자궁은 조금 편평해서 서양배와 같은 모양을 하고 있다. 위쪽이 크게 2/3를 차지하고 있는데, 이것이 자궁체(子宮體)이다. 아래의 1/3 부분이 자궁경(子宮頸)이다. 자궁체의 좌우 모퉁이에서 난관으로 이어져 있지만, 자궁의 상단은 활 모양으로 불룩하게 솟아 있다. 그곳은 자궁저(子宮底)라고 부르고 있다.

아래쪽의 자궁경은 옆에서 보면, 질과의 관계가 복잡하고 전질벽에 이어지는 부분과 후질벽에 이어지는 부분에서는 높이가 변하고 있어, 그림과 같이 후질벽과 접하고 있는 곳은 깊게 되어 있다. 자궁경은 이와 같이 질쪽으로 튀어 나와 있지만, 그 튀어 나와 있는 부분을 자궁질부라고 하며 자궁경의 중앙에는 원형이나 옆으로 장원형의 외자궁구(外子宮口)가 있다. 이 외자궁구의 앞쪽 부분을 전순(前脣)이라고 하고, 뒤쪽 부분을

자궁경의 세부

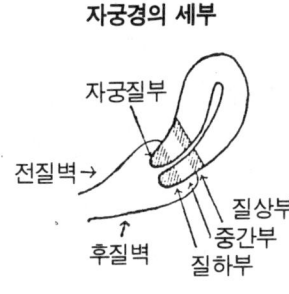

자궁질부

전질벽→

후질벽

질상부
중간부
질하부

외자궁구

전순

외자궁구

후순

자궁 주위

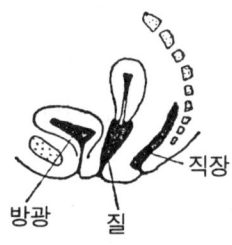

직장

방광   질

자궁의 단면도

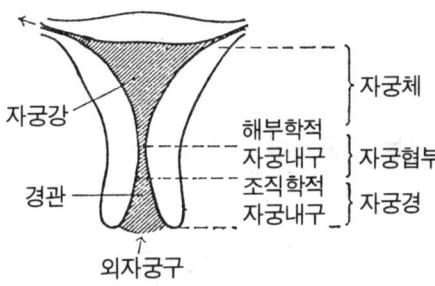

자궁강

경관

외자궁구

자궁체

해부학적
자궁내구 } 자궁협부

조직학적
자궁내구 } 자궁경

후순(後脣)이라고 한다.

자궁을 그림과 같이 단면으로 보면 외자궁구부터 자궁저까지 내강이 있다. 자궁구에서 위에 방추형을 한 경관이 있고 거기부터 일단 좁아지고 있다. 이곳을 자궁협부(子宮峽部)라고 한다. 거기에서 위쪽이 넓은 내강으로 되어 있지만 그 모양은 거의 삼각형이다. 이곳을 자궁강(子宮腔)이라고 한다. 자궁강의 좌우 모퉁이는 난관으로 이어지고 있다.

자궁의 바깥쪽은 튼튼한 근육층으로 근선유(筋線維)와 결합직으로 이루어져 있다. 자궁의 내면은 점막으로 덮여 있다. 근육층의 두께는 1.5~2cm이다.

점막은 장소에 따라 매우 달라서 경관을 덮고 있는 경관내막의 두께는 2mm 이내이지만, 자궁체의 내강을 덮고 있는 자궁내막은 월경 주기의 시기에 따라서 달라져 1~7mm로 변화한다. 자궁내막은 월경 때에 벗겨져 떨어지는 내막이다.

자궁 전체의 크기는 달걀보다 조금 큰 정도로 외자궁구부터 자궁저까지의 길이는 대개 7cm가 표준이다.

자궁을 덮는 복막은 방광을 덮고 있는 복막이 자궁경부 전면에 오고 이어서 자궁체를 덮고 자궁 후면에 이르러서 다음은 직장 전벽을 덮고 있는 복막으로 이어져 있다.

□특이성 있는 자궁경부의 점막

자궁경부를 덮고 있는 점막에 대해서는 특히 우리들과 같이 암을 상대로 하고 있는 사람들은 깊은 관심을 갖고 있다. 왜냐하면 암은 이 점막에서 발생하기 때문이다.

이 자궁경부의 점막은 매우 특이한 것이다. 그것은 여기에 2종류의

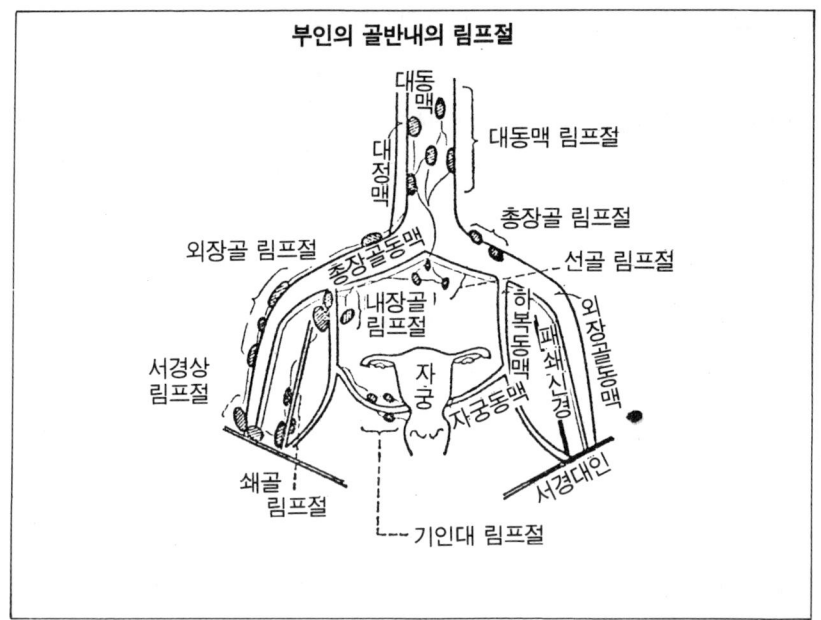

부인의 골반내의 림프절

점막이 있기 때문이다.

질 점막은 '다층의 편평상피'라고 하는 조직의 구조를 갖고 있으며 이것이 자궁경부의 표면을 덮고 있다. 그리고 외자궁구 부분에서 확연히 경계가 생기고 경관내막이 이어지고 있다. 이 경관내막은 자궁질부 점막과는 전혀 다른 것으로 '단층의 원주상피'라고 하는 조직 구조를 가지고 있다. 더구나 경관선(頸管腺)이라고 하는 분비선을 갖고 있어서 점액을 분비하고 있다.

이와 같이 확실한 2종류의 점막 경계는 매우 중요한 의의를 갖고 있다. 이 경계는 말하자면 국경과 같은 것으로 뭔가 분쟁이 일어난다고 하면 이 경계이다. 즉, 이 경계 부분에 자궁경암이 발생한다.

암은 림프관이나 혈관을 통해서 주위로 퍼져 가는데, 특히 림프관을 통해서 지나가는 것이 가장 많다. 그리고 우선 첫째로 림프절에서 막힌다. 림프절에서 발육한 경우를 림프절 전이(轉移)라고 한다.

여성의 골반의 림프절을 그림으로 나타내 보았지만, 자궁에 발생한 암이 림프류를 따라서 퍼져 갈 때에는 우선 이 골반내의 림프절에서 우선 막힌다. 이 때문에 골반내의 림프절까지 머물러 있는 사이에 치료하는 것이 중요하다.

□자궁암에는 전혀 다른 2종류가 있다

자궁에는 크게 나눠서 경부와 체부가 있음은 앞에 서술한 바와 같다.

이 경부와 체부는 각각의 작용에 대단한 차이가 있다. 대개, 체부라고 하는 부분은 그 내막에 임란이 부착해서 발육하고 태아가 사는 곳이다. 임신하지 않을 때에는 미리 임신을 위한 준비를 하고 있었던 내막이 허사가 되기 때문에 벗겨져 밀려서 월경이 된다. 이 내막은 이 체부의 점막이다.

경부는 태아가 마침내 태어나려고 할 때에 통과하는 곳이다. 평소에는 외부로부터 세균이 안으로 침입하는 것을 막거나, 임신을 위한 안내를 하도록 점액 분비 등이 이루어지고 있다. 암은 이 경부와 체부에 생기기 때문에 경암과 체암의 2종류로 구별되어 있다.

체암과 경암은 같은 자궁에서 발생하는 암이지만 발생 방법도 발생 후, 그것이 퍼져 가는 모습도 암 그 자체의 구조도 그 암이 생기기 쉬운 연령도, 극단적이라고 해도 좋을 만큼 다르고, 치료도 진단도 각각 다르다.

그 때문에 우리들 전문가는 자궁암을 일괄해서 말하는 것을 싫어하고 경암과 체암을 확실히 구별하고 있다.

우리나라에서 압도적으로 많은 경암

체암과 경암 중 어느쪽이 많은가 하는 문제는 전문가 사이에서 상당히 중요한 문제이다.

우리들의 자료로 통계를 내 본 결과로는 1950~1970년까지의 자궁암 수는 5,826례, 그 중 경암이 5,549례로 대다수인 95.2%를 차지했다. 나머지 277례만이 체암으로 자궁암 전체의 4.8%에 불과하다.

그런 이유로 우리나라에서는 자궁암이라고 하면 경암이라고 판단되고 있다. 지금까지는 진단서에도 경암과 체암의 구별을 하지 않고 씌어지는 경향이 있었기 때문에 실태를 파악하기가 곤란했다.

우리나라는 경암이 압도적으로 많기 때문에 한마디로 자궁암으로 취급하는 습관이 있었지만, 앞으로는 학문적 자료로 삼기 위해서 뿐만 아니라, 본질적으로 다른 종류의 병이라고 하는 사실에 입각해서 구별하는 것이 당연하다.

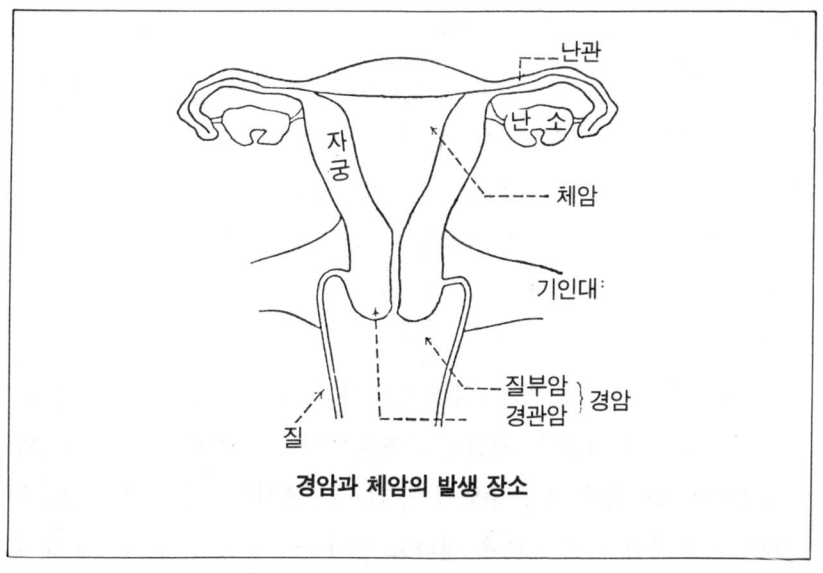

경암과 체암의 발생 장소

그럼, 외국에서는 어떨까? 외국에서는 나라에 따라 또는 병원에 따라 여러 가지의 숫자가 나오고 있다. 독일의 마르티우스 박사의 조사에 따르면, 901례의 경암에 대해서 211례의 체암이 있었다(약 4대 1)고 보고하고 있다. 빈 대학에서는 3,035례의 경암에 대해서 640례의 체암(약 5대 1)이 있었다.

또한 독일의 프랑크, 호프마이에르 등의 학자 보고에서는 10대 1, 미국의 스미스 보고에서는 4대 1이 되고 있다. 또한, 외국의 보고 중에는 경암과 체암이 거의 동수인 것도 있다.

우리나라는 K대학의 S교수가 45개 병원에 대해서 조사한 평균이 체암이 3.46%로 우리들이 조사한 숫자와 거의 같고, 경암과 체암의 비는 24대 1 정도가 되고 있다.

이와 같이, 외국에서도 체암이 경암보다 적은 것이 사실이지만, 우리나라에 비하면 체암이 수 배는 많다.

1953년에 나는 어느 학회 석상에서 경암이 체암보다 22배 많은 당시 우리들의 숫자를 제시한 적이 있었다.

당시 S교수는 우리나라에서 고령자의 자궁암에 의한 사망이 백인에 비해 적은 것은 우리나라 사람에게 체암이 적기 때문일 것이라고 서술했다. 이런 조사에도, 당시의 사망 진단서에 체암과 경암의 구별이 정확히 되어 있지 않았던 불비(不備)가 나타나 있어 유감스럽지만…….

그런데 학회에서의 나의 보고를 O 박사가 읽고, 즉시 다음과 같은 편지를 썼다. 그 감격은 지금도 잊을 수가 없다.

'암 연구의 통계에서 자궁체암의 빈도가 약 4~5%라는 얘기를 듣고, 이것도 참고가 되었다. 지난번 스톡홀름의 라듐헤미트에서 〈자궁암 치료연보 제8권〉을 보내 주었지만, 그 보고에서는 자궁체암은 경암의 22%라고 나와 있어서 매우 많다고 생각하고 있었다. 귀하의 보고에 의해 우리나라에서는 대개 4~5% 정도라고 하는 얘기를 듣고 나의 임상상의 느낌과 비슷하다는 사실을 알고 안심했다.'

이것은 1953년 11월 8일의 편지이다.

O 박사는 암 치료에 대해서 우리나라 대선각자 중 한사람이다. 어쨌든 경암과 체암은 별개로 취급해야 한다.

대충 말하자면 경암은 그것이 발생하는 장소로 말해서 발견되기 쉽다. 이것은 고마운 일이다. 그러나 진행이 빠르기 때문에 깜박하면 치료 시기를 놓쳐 버릴 위험이 있다.

체암은 안쪽에서 발병하기 때문에 발견하기 어렵다. 그러나 진행은 느린 경향이 있어 비교적 오랫 동안 자궁내에만 머물러 있다.

□암을 조금 더 알자

젊은 부인의 경암에 대해서 외국과 비교해 볼 때, 그 수가 적은 것 같다. 그리고 경암이 제0기라고 하는 빠른 시기에 발견되는 수를 미국 등과 비교해 보면, 우리나라는 아직 매우 적은 점이 눈에 띈다. 특히, 미국의 최근 숫자를 보면, 제0기의 암이 많아 오히려 침윤암보다도 많이 발견되고 있다. 이점에 대해 처음에는 의심하였다. 즉, 정말로 암인지, 암이 아닌 이형상피를 암으로 숫자에 포함시키고 있는 것은 아닐까 라고 의심의 눈으로 외국 논문을 읽었다. 그러나 차츰 그것이 틀림없는 사실임을 양해하지 않을 수 없게 되었다.

그리고 우리나라는 어째서 빠른 시기의 암이 적을까 라고 하는 의심을 갖게 되었다. 그래서 생각할 수 있었던 것이 부인이 놓여 있는 환경이었다. 도시의 부인과 농촌의 부인과의 비교하여 생각해 보면, 도시에는 매우 진행해 버린 암 적지만, 농촌 등에서는 진행해 버린 것이 많다. 이것은 도회에서는 암에 대해서 여러 가지 면에서 지식을 받아 들일 가능성이 많고, 더구나 걱정이 되면 곧 병원을 찾는 편리함이 있다고 하는 점이 원인일 것이다. 그 반면 농촌 등에서는 도시와 같은 편의를 얻을 수 없는 경우가 있다.

도시 부인들은 건강 진단을 받는 경향이 나날이 많아져서 비교적 젊은 부인도 많이 건강 진단을 받고 있다. 이런 상태라면 당연히 젊은 부인이 매우 빠른 시기에 암을 발견할 수 있다.

현재의 우리나라에서는 도시 병원에서 발견되는 제0기 암의 수와, 농촌에서 발견되는 수와의 차이가 매우 크다.

우리나라가 미국이나 그 밖의 나라들보다 초기의 암 발견이 매우 적다고 하는 사실은 나라 전체로서, 우리나라는 아직 농어촌 정도라고 말할 수 있다. 우리나라는 아직, 세계에서 보면 뒤떨어져 있음을 인정하지 않을 수 없다. 그러나 이것은 여러분의 마음가짐 나름으로 간단히 반납할 수 있다. 암에 대한 지식을 갖고, 건강 진단을 하면, 그것으로 충분하다. 도시와 농촌의 차이는 다만 사람이 많이 모여 있다든가, 없다든가의 문제가 아니고, 지식을 갖고 있느냐, 갖고 있지 않느냐가 큰 문제이다.

외국의 부인들 사이에는 흔히 부인회가 있어 점심 식사 모임을 갖거나, 바자회를 여는 등, 사교성을 가지고 있다. 그 때문에, 여러 가지 지식을 교환하고 교양을 몸에 익힐 수 있다. 이런 얘기를 하면 외국 여성에게는 여유와 돈이 있기 때문에 할 수 있을 것이라고 말하는 사람이 많다. 그러나 미국에서는 낙후된 농촌에 가 봐도 그런 모임이 활발하다. 우유를 짜거나, 대중 식당을 하고 있는 아주머니들이 자신들의 모임에는 기꺼이 나오고 있다. 이 때에 전문적인 직업에 종사하는 사람들을 초빙하여 이야기를 듣는 경우가 많다. 나도 미국의 오하이오 주 클리블랜드에서 조금 안으로 들어간, 어느 농촌의 부인회의 초대로 자궁암의 이야기를 한 적이 있다.

이런 사교성을 우리나라 부인들도 꼭 가져 주었으면 좋겠다고 생각한다. 그렇게 하면, 의학에 관한 상식도 반드시 몸에 갖춰질 것이다.

이런 상태가 되면 농촌과 어촌이 시골이 아니고, 훌륭한 도시라고 봐도 좋다. 나는 우리나라의 구석구석까지 소위 시골을 없애고, 좋은 지식, 좋은 습관이 점점 확대되기를 바라고 있다.

그리고 여성의 암 건강 진단을 상식의 영역에까지 보급하고 싶다. 그렇게 하면 미국의 보고와 같이 진행한 암보다 그 이전의 초기 암의 발견 쪽이 많아질 것이다. 그렇게 되면 치료도 용이하고, 완전히 치료된다.

□결혼 · 임신 · 출산과 자궁암의 관계

출산을 하는 것이 자궁암에 관계가 있는 것은 아닐까 라는 추측을 앞에 서술했지만 여기에서 더욱 자세히 생각해 보자.

임신을 하면 주먹보다 작은 정도의 자궁이 수박보다도 커지기 때문에 자궁에 대한 영향은 이루 헤아릴 수 없을 만큼 크다. 그리고 분만 때에는 자궁 경부를 태아의 머리가 앞이 되어 나오는 것이 보통이다. 반대로 둔부가 나오는 경우도 있지만 갑자기 거대한 것이 통과하는 점에는 변함이 없다. 경관이라고 하는 것은 보통 때라면 새끼 손가락은 커녕, 성냥개비도 지나갈 수 있을까, 어떨까 라고 할 만큼 좁은데, 그곳으로 태아가 나오기 때문에 무상(無傷)일 리가 없다.

베이다와 코라넬리라고 하는 학자는 임신과 분만이 자궁암에 미치는 영향에 대해서 다음과 같은 견해를 나타내고 있다.

① 임신이 경암의 소인(素因)이 되는 경우가 많다.

② 다산이 암 발생에 영향을 미치는지, 어떤지는 의심스럽다.

③ 첫회 및 2회째의 임신과 그 결과가 암 발생의 소인으로서 가장 중요하다.

④ 불임증은 체암의 소인이 된다.

이상의 견해는 가장 긍정되어도 좋은 것이라고 생각된다.

첫번째의 분만으로 연부산도는 심하게 상처를 입는다. 그리고 그것을 원상태로 되돌리려고 하는 작용이 결국 암을 만드는 원인이 된다고 생각한다. 2회째부터의 분만은 첫분만 정도와 같은 상처는 없는 듯하다.

생물학에는 통칙이 있지만 예외도 있다. 경암 여성의 대다수는 출산을 한 경험이 있고, 이것이 통칙이다. 그러나 예외로 전혀 분만을 경험을 하지 못한 여성도 있다.

예외라고 하면 도대체 어느 정도가 예외일까? 거기에는 다음과 같은 보고가 있다.

외국에서는 학자에 따라 병원에 따라 그 숫자가 가지 각색으로 다르지만 빈 대학에서 12.1%, 독일 그라이스발트 대학에서 볼룸이라고 하는 학자가 조사한 바로는, 분만도 유산도 한 적이 없는 여성은 경암 환자 중, 4.4% 뿐이었다고 한다.

마찬가지로 독일에서 베르가민이라고 하는 학자는 출산을 한 적이 없는 사람이 일반 산부인과의 환자에서는 24.85%였지만, 경암 환자에서는 5.37% 뿐이었다고 말하고 있다.

미국의 세피라고 하는 학자는 경암 환자에서는 미산부의 경우보다도 다산부 쪽이 10배나 많다고 이야기한다.

그 외, 보고가 이루 헤아릴 수 없을 만큼 많지만, 어쨌든 경암의 여성중에는 출산을 한 적이 없는 사람이 훨씬 적은 점을 지적하고 있다.

우리들의 조사에서는 경암의 경우, 임신한 적이 없는 사람이 5.6%, 출산을 한 적이 없는 사람이 7.2%였다.

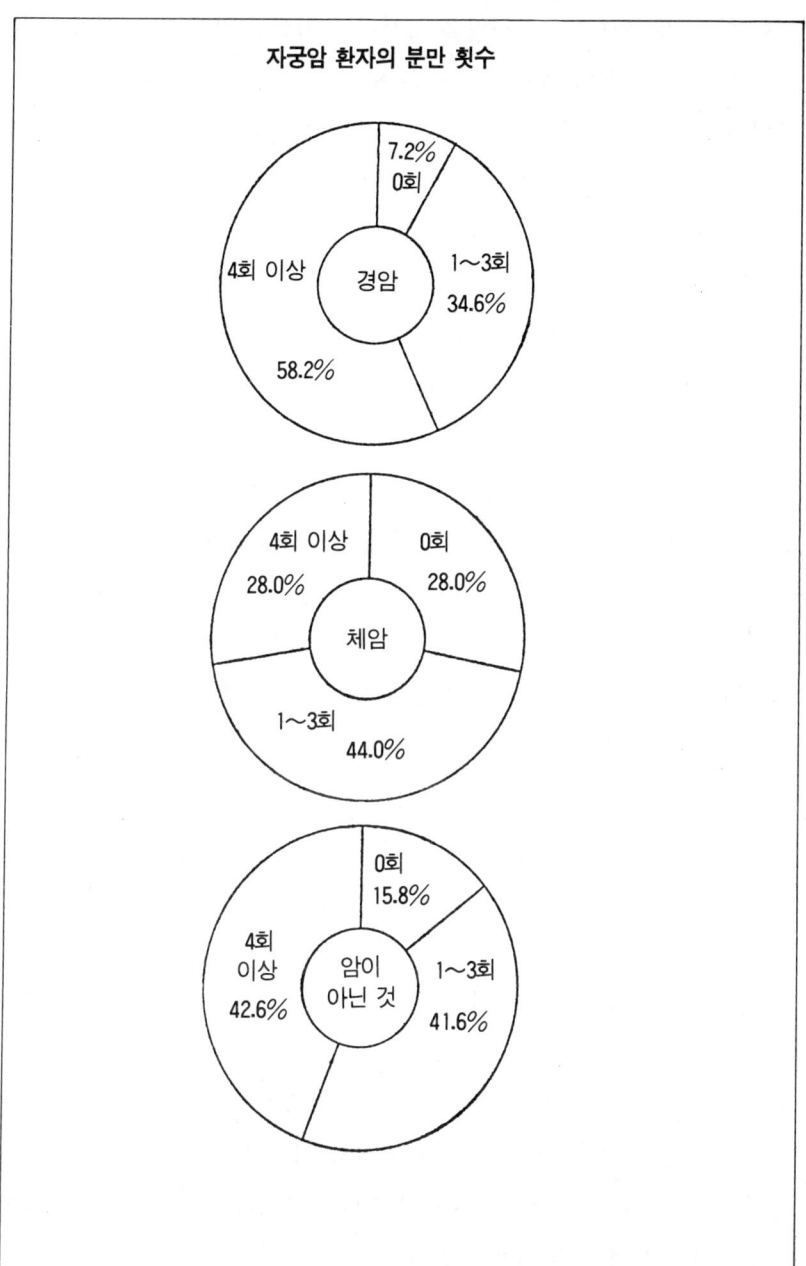

자궁암 환자의 분만 횟수

이대로로써, 암이 아닌 사람을 조사하면 임신한 적이 없는 사람이 12 .2%, 출산을 한 적이 없는 사람이 15.8%였다.

이상과 같이, 한 번도 출산을 하지 않은 여성은 경암 중 1할 이하에 불과한 사실이 확실하고 암이 아닌 부인과의 사이에 대단한 차이가 있음을 알 수 있다.

이 때문에 분만이라고 하는 중대한 사실이 경암 발생에 상당히 관계가 있다고 하는 사실은 일단 인정해 두어도 좋을 것이다.

다만, 분만 때의 상처가 어떤 때, 암의 원인이 되는가에 대해서는 전혀 모른다. 분만을 위한 상처라고 해도 여러 가지로 직접 열상도 있지만 눈으로 보아서는 모르는 상처도 있을 것이다. 또한, 산욕중에 무언가에 감염되어 염증이 일어나고, 그것이 여러 가지의 영향을 초래하는 경우도 있을 것이다.

여기에서 전혀 임신을 한 적이 없는 여성이라도 경암이 될 수 있다고 하는 사실에도 주목해야 한다. 이것은 경암의 발생이 임신이나 분만 때문만은 아니라고 하는 증거이기 때문이다.

이렇게 되면 이야기는 복잡해진다. 그렇다면, 도대체 어떻게 될까? 결혼을 했느냐, 하지 않았느냐가 경암 발생과 관계가 있는 것은 아닐까? 나의 경험으로 5,000례의 경암 중, 성생활의 경험이 없었던 것은 2례뿐이었고 더구나 그것은 선암이라는 종류의 암이었다. 그러면, 경암 발생에는 임신 이전의 문제가 포함되어 있다.

이 경우, 체암은 별개이다. 체암은 임신하지 않은 사람에게 많이 볼 수 있고, 독신녀에게서도 상당히 많이 볼 수 있다.

이 사실은 체암 항목에서 다시 자세히 서술하지만, 경암에 관한 한, 성생활의 유무가 근본적으로 문제가 된다고 추측해도 좋다. 또한, 조혼이 자궁암의 발생에 깊은 관계가 있다.

자궁암 환자의 임신과 분만 횟수

		0회		1~3회		4~6회		7~9회		10이상		평균
		例數	%	例數	%	例數	%	例數	%	例數	%	
경 암	임	28	5.6	129	25.8	194	38.8	114	22.8	35	7.0	5.7회
	만	36	7.2	173	34.6	208	41.6	65	13.0	18	3.6	4.14회
체 암	임	27	27.0	38	38.0	25	25.0	7	7.0	3	3.0	2.78회
	만	28	28.0	44	44.0	22	22.0	5	5.0	1	1.0	2.31회
암이 아닌 것	임	61	12.1	137	27.4	181	36.2	101	20.2	20	4.0	4.37회
	만	79	15.8	208	41.6	158	31.6	6	9.8	6	1.2	3.3회

[주] 경암   1958년 1월 이후의 연속 500례
　　체암   1948년 8월 이후의 연속 100례
　　암이 아닌 것   1958년 1월 이후의 환자부터 경암과 연령 구성이 같아지도록
　　　　　　　연속해서 선택한 500례

극히 젊은, 혹은 어린 여성에게 볼 수 있는 경암도 있지만, 그 대부분은
보통의 경암과 조직학적으로 다른 성격을 가진 것으로 일반 경암과는
구별되어도 좋다.

제 3 장

경암(頸癌)

□자궁암의 원인

자궁암의 원인에 대해서는 여러 가지 설이 있으나, 원인은 알려져 있지 않다.

분만 때, 경부에 상처가 생기거나, 그곳에 감염이 일어나서 그것이 만성 자극이 되어, 그 결과 암이 발생한다는 가정이 있다. 과연 이론으로서는 당연한 듯하지만, 그 최후의 단계는 파악되고 있지 않다.

분만보다도 임신쪽이 보다 중요한 의의를 갖는다고 하는 학자도 있다. 통계로 보면 임신 3개월에 유산한 여성도 몇 번이나 출산을 한 여성도 경암이 발생할 수 있음을 알고 있다. 그리고 경암은 임신한 적이 없는 여성에게는 적다.

경암이 편평상피와 원주상피와의 경계에 발생한다고 하는 사실에 주목해 보자. 이 부분은 내분비(호르몬)의 영향을 받는 것 같이 임신으로 인해 가끔 변화를 일으켜서 진무르는 곳이다. 즉, 경부에는 심한 세포의 변화가 초래되어 혈관이 많이 늘어나서 경관선이 매우 비대해진다. 또한, 편평상피 쪽도 두꺼워져서 그 세포의 핵분열이 많아진다.

편평상피와 심부에 경계를 만들고 있는 세포층을 기저막(基底膜)이라고 하고, 이 막은 임신중이라도 보호받고 있는 것이 보통인데, 때로는 이것이 파괴되는 경우가 있다. 이 상태는 암이 침윤을 시작해서 기저막을 찢고, 심부로 진행할 때와 비슷한 상태이다. 힐이라는 학자는 임신에 의해 조직학적으로 마치 암과 같이 된 증례로 많은 유명한 병리학자가 속은 사실을 보고하고 있다. 그 증례는 분만 후에 원래대로 완전히 정상적인 자궁경부로 되돌아 갔다.

이런 사실에서 생각하면, 임신에 의해 일어난 호르몬의 변화가 그 후에 암 발생의 원인이 되는 것 같이 생각하는 편이 분만에 의한 상처를 원인으로 하는 것보다도 한층 진실에 가깝게 생각된다. 그러나 전혀 임신을 하지 않은 여성에게도 경암은 발생한다. 이런 이유로 결국 확실한 증거를 들 수가 없다.

또한, 유대 여성에게 경암이 적은 것은 남성이 어릴 때에 할례를 받기 때문일 것이라고 생각되고 있는 듯하다. 할례(割禮)라는 것은 포피를 제거하는 것을 종교 의례로서 실시하는 것을 말한다.

우리들은 자궁암의 역학 연구를 해서 1970년에 보고했지만, 그것에 따르면 첫 성교 연령이 경암에서는 낮고, 특히 19세 미만에 첫 성교 체험자가 차지하는 비율이 높았다. 또한, 배우자의 포경이나 성기 염증을 많이 볼 수 있었다.

최근에는 경암의 원인에 새로운 가설을 세우는 학자가 있다. 시드니의 코플슨 및 리드 박사에 따르면 원충, 세균, 바이러스 혹은 정자 등이 자궁경부 점막에 들어가서 돌연변이의 원인이 될 수 있다고 하는 연구가 이루어지고 있다. 많은 역학 조사의 실태가 이런 연구를 뒷증명하는 것 같은 성적을 제시하고 있음은 앞에 서술한 대로이다.

□자궁암의 유전

암이 특히 어느 가족에게 많이 발생했다고 하는 사실은 보고된 바 있다. 나폴레옹 일가에 암이 많았던 것은 유명하다. 월틴이라는 학자가 보고하고 있는 G 가족은 4대에 걸쳐서 조사된 암이 많은 가계로서 유명하다.

자궁암의 유전 조사에서는 1952년에 머피가 보고한 것이 가장 잘 연구된 것이다. 그것에 따르면, 201례의 자궁암에 걸린 여성과, 215례의 건강한 여성에 대해서 각각의 가계를 조사하여 암이 어느 정도 나타나 있는지, 그리고 어디에 나타났는지를 조사한 결과, 자궁암 환자의 가계 쪽은 자궁암을 3.2% 볼 수 있었는데 비해서, 건강한 여성의 가계에서 자궁암을 볼 수 있었던 것은 1.4%에 불과하기 때문에 자궁암은 그 가계에 많이 발생하는 경향이 있다.

그러나 자궁암 뿐만 아니라, 어느 부분이라도 상관없이 어쨌든 암이 발생한 비율을 조사하면, 각각 11.2%와 10.8%가 되고 있어, 양쪽의 차이가 거의 없다. 이 사실로부터 자궁암에 걸린 여성은 그 가계에 암이 있는 확률이 높다고 말할 수 있다.

이 머피의 연구 중에서, 경암과 체암의 구별을 하지 않고, 다만 자궁암으로 일괄해 버린 것은 매우 유감이다. 경암과 체암은 근본적으로 다른 성질의 암이기 때문에 구별해 두어야 했다.

유전과 암과의 관계는 요컨대 확실치 않다. 가령, 어느 가계에 많은 암이 나타났다고 해도 우연이라고 할 수 있을 것이다. 단명의 가계에서는 암이 적을 것이고, 장수 가계에는 많을 것이다. 동물 실험에서도 유전 문제를 확실히 모르는데, 인간과 같이 혈통이 복잡하게 얽혀 있는 경우에서는 쉽게 파악할 수 없는 문제이다.

이상과 같은 의미에서 자신의 가계에 암이 많다고 고민할 필요는 없고, 암이 나타나지 않는다고 방심해서도 안 된다.

다만, 경암에 걸린 여성의 진척, 특히 자매에게도 같은 경암이 발생하는 경우가 있기 때문에 자매에 해당하는 사람은 특히 주의하고 건강 진단을 게을리하지 않는 것이 중요하다.

□자궁암의 예방

암의 원인이 이것이라고 단언할 수 없는 이상, 이것을 예방하는 것은 거의 불가능하다고조차 생각된다.

그러나 뭔가 유인이 되는 것을 파악할 수 있으면, 그것을 피함으로써 어느 정도의 예방 효과는 기대되어도 좋을 것이다.

□안산(安産)을 할 것

경암은 출산을 한 적이 있는 부인에게 많다. 이것은 과거의 통계에 근거하는 사실이다. 그렇다고해서 분만과 경암이 직접 관계가 있는지에 대해서는 확실하게 결론짓기 어렵다.

그러나 출산을 한 사람과 하지 않은 사람과의 사이에 어떤 차이가 있는지를 생각해 보는 작업은 필요할 것이다. 임신하면 주먹 크기의 자궁이 차츰 커져서 이윽고 뱃속 가득히 커지고 진통이 일어나면 자궁 경부가 열리고 태아가 그곳을 통과한다. 이 때, 경부에 아무런 상처도 입히지 않고 분만이 끝나면 좋지만, 저 큰 태아의 머리가 통과하기 때문에 무사히 지나치는 것은 상당히 무리일 것이다. 눈으로 봐도 알 수 있을 정도의 상처가 아니더라도 작은 상처는 피할 수 없다고 생각한다. 하물며 난산이라도 되면 더욱 그러하다.

분만 때의 상처를 최소한에 그치게 하는 경암 예방에 도움이 된다고 생각해도 좋을 것이다. 자택 분만은 이런 입장에서 생각하면 삼가해야 한다.

앞에서도 서술했듯이, 출산을 하지 않은 여성에게도 경암이 있기 때문에 분만이 경암의 유인이 된다고 단언할 수는 없지만 이상적인 안산에 유의하는 것은 중요하다.

염증에 주의

출산 다음에 생각되는 유인은 자궁에 염증이 일어나는 것이다. 성병의 감염이나 그 밖의 감염을 중시해야 한다. 감염이 일어나면 경부의 점막이 손상되고 그것이 암이 생기는 원인이 될 지도 모른다. 이 때문에 그런 병에 걸리면 빨리 치료하는 것이 암 예방에 도움이 된다.

경관 카타르 등이 되면 염증에 의해 자궁질부가 진무르고 대하가 늘어 난다. 그렇게 되면 진무름도 심해진다. 이런 상태는 각종의 세균, 트리코 모라스와 같은 원충, 칸디다와 같은 곰팡이 등이 원인이기 때문에 그것들 을 퇴치하는 것이 중요하다. 이런 응급 처치도 경암 예방에 도움이 된다고 생각한다.

남성측의 문제

남성기의 치구(恥垢)에는 포르피린이라고 하는 것이 포함되어 있다. 이것이 암을 만든다고 하는 설이 있다. 자궁암 원인의 항에서도 서술했지 만 유대 여성에게 암이 적은 사실은 많은 보고로 분명해지고 있다. 이것은 유대 남자는 할례라고 해서 태어나면 곧 포피를 짧게 자르기 때문에 치구 가 쌓이지 않기 때문에 발암을 피할 수 있다고 하는 것이다.

이런 입장에서 경암 예방의 근본 문제로서 남자의 포피절제를 실시해야 한다고 주장하는 학자가 구미에는 많다.

그런데 회교도도 할례를 실시하지만 그 시기는 청춘기가 되고 나서는 그 때는 늦어 효과가 없다고도 말해진다.

최근 미국에서는 태어난 갓난아기의 포피를 절제하는 것이 보급되고 있다.

치구 자체가 발암성이 있다고 하는 점은 의심스럽지만 불결한 성기에는 기염균이 번식하고 있어 여성에게 피해를 줄 수 있다.

□경암의 발생 및 확산

자궁경암이 처음에 발생하는 장소가 어디냐고 하는 것은 경암의 진단상에서 가장 중요하기 때문에 옛날부터 깊이 연구되어 왔다.

자궁경부의 점막은 '장소에 따라서 다른 암의 성질'항에서 서술했듯이 외자궁구 부분에서 성격이 다른 2종의 점막(편평상피와 원주상피)과 접하고 있는 것이 원칙이다.

이 2종류의 점막은 아무 일이 없을 때는 매우 예의 바르게 서로 이웃해 있지만, 일단 일이 있으면 여기에 여러 가지 분쟁이 일어난다. 즉, 경암의 발생은 이 경계 부분에서 시작되는 사실을 알았다. 더구나 어느쪽이냐 하면 안쪽의 원추상피 쪽에서 발생하는 경우가 많다.

편평상피와 원주상피는 그림과 같이 외자궁구 부분에서 접하는 것이 원형이지만, 모든 여성이 이렇게 되어 있는 것은 아니다. 사실 이상적인 원형은 약 1할 내외의 여성에게만 있고 다른 여성은 여러 가지 변화를 나타내고 있다.

예를 들면, 경관의 내막, 즉 원주상피 쪽이 외자궁구 바깥쪽으로 더욱 나가 있어 그곳이 진물러 있는 듯이 보이는 경우가 있다. 이와 같은 경우에 그 경계는 외자궁구보다 바깥쪽이 되고, 사람에 따라서는 1~2cm나 바깥쪽이 된다. 이것과 반대의 경우도 있다. 예를 들어, 나이를 먹으면 경관 내막이 오므라들어서 편평상피가 외자궁구보다 안쪽으로 들어가 버리는 경우가 있다. 그렇게 되면, 경계부는 경관 속에 있는 것으로 외자궁구의 안쪽이 된다.

우리들은 이 개인차를 생각하면서 자세히 조사하고 진단을 한다. 여성한 사람 한 사람에 대해서 자세히 관찰하기 위해서는 각자에게 알맞는 여러 가지의 검사법이 있고 여러 가지의 검사 기구가 사용된다.

편평상피와 원주상피의 경계부

① 경계부가 꼭 자궁구에 일치하고 있는 경우

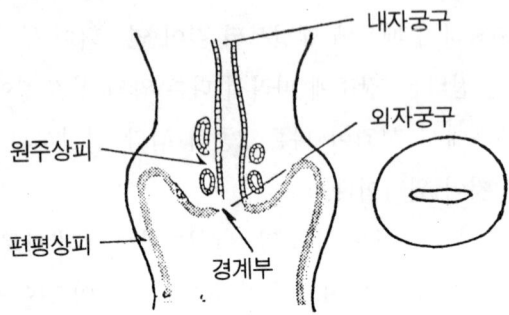

내자궁구

원주상피

외자궁구

편평상피

경계부

② 미란이 있어 경계부가 외자궁구보다 바깥쪽의
   질부 점막에 있는 경우

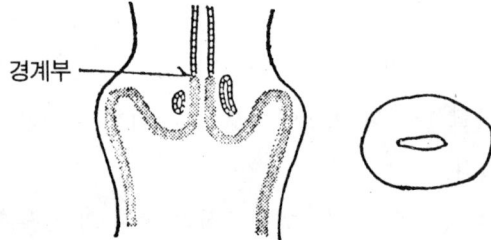

경계부

③ 노인에게서 많이 볼 수 있는 경우가 많은 형으로
   경계부가 경관속에 있는 경우

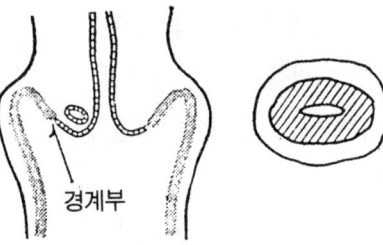

경계부

질부의 모란채상의 암

● 콜리플라워와 같이 되어 있다.

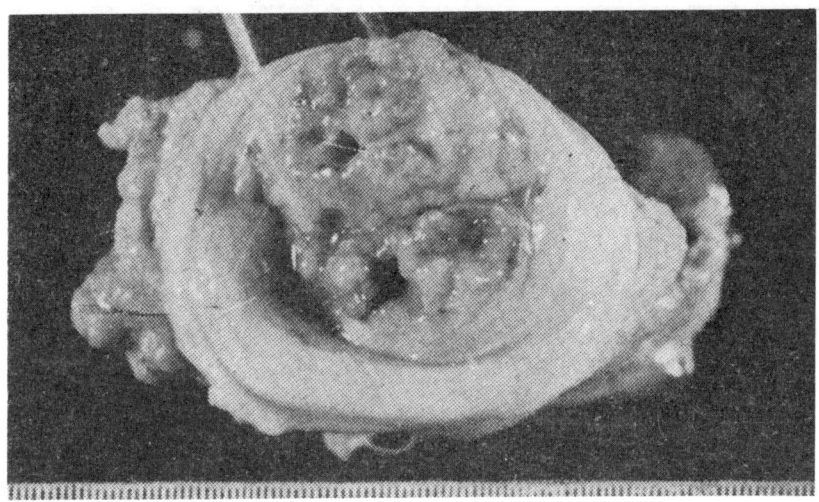

● 절개해 보면 암의 발생 부위가 자궁의
가장 하부에 생겨 있음을 나타낸다.

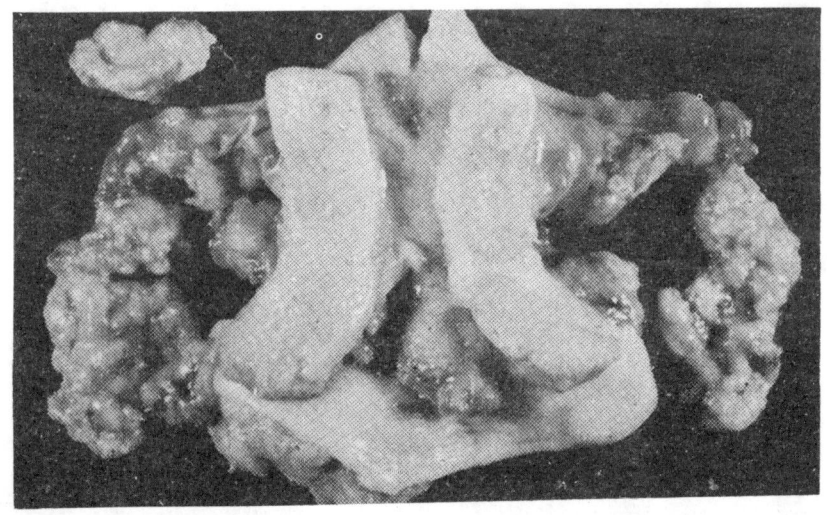

경관암의 예

• 자궁질부는 이상이 없고 외자궁구도 깨끗하다.

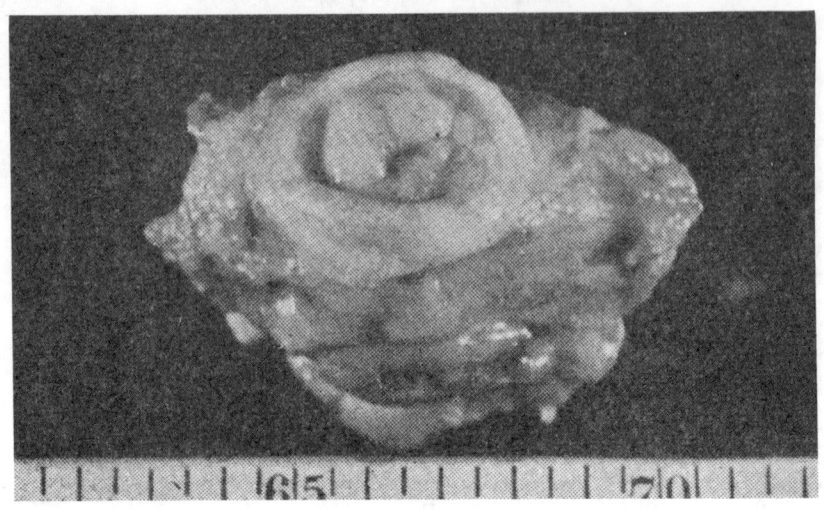

• 자궁을 절개해 보면 경관에는 현저한 암이 있고
일부는 붕괴해 있다.

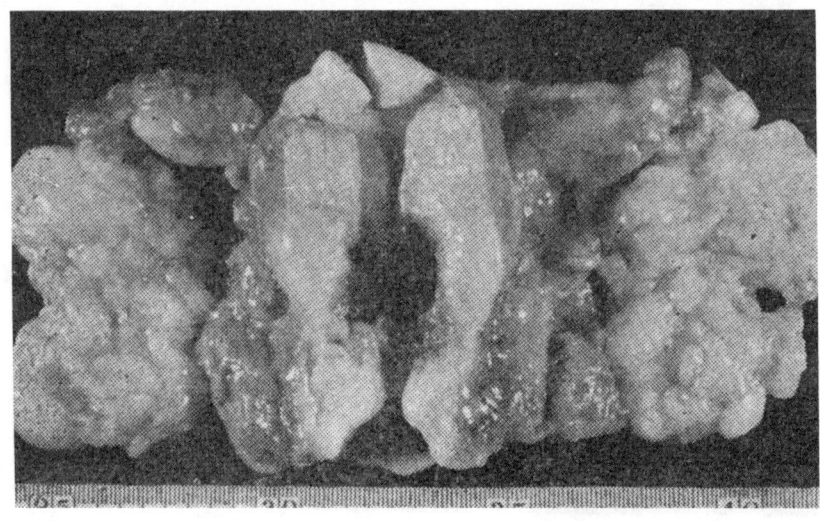

확산 방법이 2가지 있다

편평상피와 원주상피와의 경계에 처음 발생한 암은 주로 원주상피 쪽에서 침윤이 시작되어 심부 조직으로 들어가지만 그것과 함께 바깥쪽으로도 안쪽으로도 퍼져 간다.

자궁구의 바깥쪽에 암이 퍼지면 차츰 커져서 이윽고 콜리플라워(모란채)와 같이 꿈틀꿈틀 부풀어온다. 이런 경암은 자궁질부에 발생한 암의 형태가 되어 질부암이라고 한다. 질부암은 이와 같이 콜리플라워와 같은 방법으로 증식하지 않고 무너져서 궤양의 형태로 퍼지는 경우도 있다. 또한, 암의 발육이 자궁구보다도 안쪽의 경관쪽으로 진행해 가면 자궁질부쪽에는 그다지 병변을 볼 수 없고, 경관쪽이 형편없게 되는 상태가 된다. 이런 형태를 경관암이라고 한다. 경관암의 중심이 파괴되면 분화구와 같이 무너진다.

이와 같이, 경암은 발육 방법의 차이로 질부암의 형태를 보이는 경우와 경관암의 상태가 되는 경우가 있다. 일반적으로 젊은 여성의 경암은 질부암의 형태를 취하는 경우가 약간 많고, 노인의 경우는 경관암의 경우가 훨씬 많다.

이것을 암의 제1기와 제2기의 증례에 근거해서 폐경기를 경계로 조사한 결과, 다음과 같은 결과가 나타났다.

즉, 폐경 전에는 질부암이 많아 약 85%를 차지하나, 폐경 후가 되면 경관암이 많아져서 질부암과 경관암이 거의 반반을 차지한다.

질부암은 자궁구 바깥쪽에 암이 있기 때문에 접촉에 의해 쉽게 출혈되기 때문에 발견하기 쉽지만, 경관암의 형태를 취하고 있는 경암은 출혈 등의 징후가 빨리 나타나지 않기 때문에 발견이 늦어지는 경향이 있다.

또한, 자궁방결합직으로의 확대는 경관암 쪽이 빠른 경향이 있고, 질로의 침윤은 질부암 쪽이 빠르다.

이러한 사실을 알고 있으면 진단을 이해하는 데 있어서 또한 징후의 발견 방법 등을 알기 위해서 도움이 된다고 생각한다.

□경암에 걸리는 연령

일반적으로 암은 일종의 노인병과 같이 생각되고 있다. 그러나 잘 분석해 보면, 여러 가지 사실을 알 수 있다. 내가 1953~1954년, 2년간에 걸쳐 다룬 561례의 경암에 대해서 통계를 내 본 결과, 다음과 같은 결과가 나왔다. 40~50세가 가장 많아 34.8%, 이어서 50~60세가 30.9%, 다음이 60~70세와 30~40세가 동률로 14.4%, 그리고나서 70~80세가 4.4%, 20~30세는 적어서 1.1%가 되고 있다.

또한, 이 사람들을 암의 진행기로 나눠서 조사해 보면, 제0기~제1기는 40~50세가 가장 많고, 다음으로 많은 것이 30~40세이다.

그러나 제2기와 제3기에서는 상황이 변해서 제2기는 40~50세가 가장 많고, 50~60세가 이것에 가깝고, 30~40세는 훨씬 적어지고 있다.

제3기에서 가장 많은 연령은 50~60세이고, 다음이 40~50세, 60~70세가 그 다음으로 40세 이전의 젊은 사람은 매우 적다.

제4기에서는 더욱 고년으로 기울어서 가장 많은 것이 50~60세이고, 이어서 60~70세, 30세 미만의 젊은 사람에게는 볼 수 없었다.

또한, 1950~1961년의 12년간의 2,840례에 대해서 통계를 보면, 제0기와 평균 연령이 43.6세이고, 제3기의 평균 연령이 53.0세, 거의 10년간의 차이가 있음이 분명해졌다.

이와 같은 연령 분포는 조사하는 나라, 조사한 연도, 조사한 지방이 도시냐, 시골이냐 등에 따라서 매우 다를 가능성이 충분히 있지만, 우리들의 많은 통계는 우리나라의 상태를 살펴보는 기준이 된다고 생각한다.

경암의 진행기와 환자의 연령(1950~1961년 치유환자)

진 행 기	例 數	평 균 연 령
제 0 기	178	43.6(26~66)
제 1 기	586	46.5(24~82)
제 2 기	896	51.2(20~78)
제 3 기	981	53.0(19~82)
제 4 기	199	55.4(30~82)
합 계	2,840	50.7(19~82)

앞으로는 건강 진단이 일반화되어 제0기~제1기 사이라도 빠른 시기에 발견되는 수가 비약적으로 많아질 것이므로 경암의 평균 연령이 더욱 낮아져서 장래에는 30~40세가 가장 많아지는 시대가 도래할 것으로 예상된다.

암이 수술이 불가능한 만큼 진행되고 있었던 예는, 71세 이상의 노인의 경우는 80% 이상이지만, 36세 이전인 경우는 10%뿐이었다는 일반적인 통계가 있다.

□ 몇 세부터 경암이 되는가?

매우 젊은 여성의 경암도 문헌에서 볼 수 있다. 그라스(1933)라는 학자는, 16세의 소녀가 경암이 폐에 전이(轉移)해서 사망한 예를, 루드비히 다비드라는 학자도 16세의 소녀에게 경암을 발견하고 이것을 소작(燒灼)하고 자궁경부를 절단하고 나서 라듐과 X선을 조사해서 치료한 예를 보고하고 있다. 이 경우는 5년 후에 재발하지 않았다. 즉 치료된 것이다. 또한, 디돌(1940)이라는 학자는 20세 미만의 경암 17례를 문헌에 모아 젊은이의 경암은 특히 악성의 정도가 높다고 보고했고, 그 자신이 경험한

17세 소녀의 예를 소개했다. X선을 조사(照射)해서 치료했지만 3개월만에 사망했다.

그 외, 젊은 사람의 암은 림프관의 활동성이 높기 때문에 전이가 일어나기 쉽고, 악성이라고 하는 설(웨이드, 1911년), 악성의 정도는 연령에 관계가 없다고 주장하는 설(슈림프, 1950년)이 있다.

폴락 테일러 박사(1947년)는 20세 이하의 경암을 30례 모아서 조사했으나, 4례만이 5년 이상 생존했다고 한다.

스페야트 박사(1947년)는 12세의 소녀를 라듐으로 치료했지만, 15개월에 사망한 예와, 19세의 소녀를 수술해서 치료한 예를 보고하고 있다.

또한, 매우 나이 어린 유아에게서 일어난 경암의 보고도 있다. 월터 박사(1940년)는 7개월 된 유아의 경암을 발견하고 이것을 수술하고 또한 X선을 조사해서 치료했지만 15개월에 사망했다. 세피와 크로포드 박사(1932년)는 22개월 된 유아의 증례를 모오스 박사(1930년)는 10세 소녀의 예를 각각 보고하고 있다.

이상, 상당히 자세히 문헌으로부터 젊은 경암의 보고를 발견했지만, 확실히 젊은 연령의 여성에게도 경암은 발생한다. 극단적으로 나이 어린 사람의 실례는 극히 드물고, 거의 대부분이 선암이다.

보통 경암의 조직학적 구조는 많은 경우 소위 편평상피암으로 이것에 대해 선암은 비교적 적다.

□젊은 여성의 암

경암은 현재 40~50세에 가장 많고 이것은 앞으로 건강 진단이 일반화되면 더욱 젊은 동안에 빨리 발견되게 될 것이다. 그래서 나의 카르테에서 젊은 실례를 발췌해 보고, 그 특징을 조사해 보자.

나는 1970년까지 5,549례의 경암을 치료했지만, 그 중 35세 미만의 젊은 여성의 실례는 358례였다. 이것은 전체의 약 6.5%이다. 나의 경험에서는 19세 5개월의 여성이 가장 나이가 어렸고, 그것은 산욕중에 발견되었다.

일반적으로 젊은 사람의 경우는 임신, 분만의 횟수가 적고, 약 1할은 임신한 적이 없는 사람, 약 2할은 출산을 한 적이 없는 사람이었다.

이런 숫자를 보고 있으면 몇 번이나 출산을 반복하면 경암이 되기 쉽다고 하는 것보다도 좀더 다른 쪽으로 생각을 돌려야 하지 않을까 라고 생각된다.

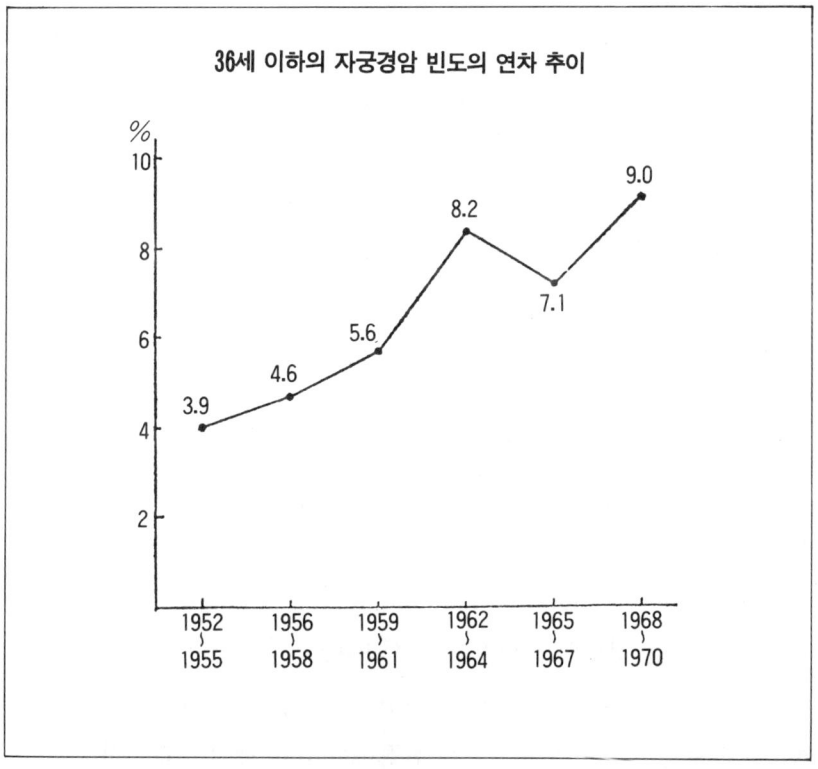

36세 이하의 자궁경암 빈도의 연차 추이

아마도 젊은 여성의 경암 원인에는 결혼 연령이 관계하고 있는 것이 아닐까? 조혼이 원인이 되고 있는 것은 아닐까 라고 생각하고 조사해 본 결과, 경암에서는 첫 성교 연령이 낮다는 사실을 알았다.

다행히, 젊은 여성의 경암은 접촉 출혈이 증상이 되어 빠른 사이에 발견되고 있다. 그렇지만, 일반적으로 젊은 부인의 경암은 악성이라고 일컬어지고 있다. 특히 임신중에 발견되거나, 분만 후에 진단받은 증례를 흔히 볼 수 있는데 그런 경우는 특히 나쁜 경우가 많다.

□제1기부터 제4기까지 있는 진행 과정

자궁암의 진행 정도는 국제적인 약속으로 제1기부터 제4기까지로 나눠서 나타내기로 되어 있다.

이와 같이, 제1기라든가, 제4기라든가를 구별하는 이유는 사실은 암의 치료법을 개선하는 목적을 위한 수단으로써 생각된 것이었다. 즉, 어떤 정도의 암을 어떤 방법으로 치료한 결과, 몇 %의 근치율을 얻을 수 있었는지, 혹은 다른 방법으로 치료하면 어떤 성적을 얻을 수 있었는지 라고 하는 사실을 전세계 어느 나라의 것이라도 비교할 수 있도록 고안되었다.

이 문제에 매우 열심이었던 사람은 스웨덴의 스톡홀름에 있는 라듐헤미트(헤미트라고 하는 것은 집이라고 하는 의미, 라듐 치료를 하는 곳)에 있었던 제임스 하이먼 박사였다.

박사는 자궁암의 치료에 매우 공헌이 큰 위대한 학자로 여성의 은인이라고 해도 좋을 정도의 사람이다. 하이먼 박사는 자궁암을 치료할 경우, 빠른 시기의 것은 잘 치료되지만, 심한 것은 치료되기 어려우므로 진행 정도를 분류하여 치료법의 효과를 판정하는 안을 세워서 라카사류 박사,

볼츠 박사와 함께 검토하고, 1929년에 국제연맹보건부 암 위원회 방사선 분과회에 제안해서 자궁경암의 진행기의 국제 분류라고 하는 것이 결정되었다. 이 시기야말로 바로 자궁암 치료의 일대 진보를 이룬 것으로 역사적으로 기념해야 할 일이다.

그 후 1937년에 약간 수정되고 또, 1950년 5월에 뉴욕 시에서 열린 국제 산부인과학회와 제4회 미국 산부인과학회가 열렸을 때, 수정안이 제출되어 그것이 새로운 국제 분류가 되었다. 그 때문에 오늘날 세계가 하나가 되어 치료 성적이나 치료법을 논하는 것이 보급됐다.

그 분류는 다음과 같은 것이다.

제0기······침윤 전의 시기, 상피내암 또는 그것과 같은 상태의 것

제0기라고 하는 것은 암이 점막에 생겨서 아직 그 점막에만 머물러 있는 시기를 말하는 것으로써 이것은 침윤이 전연 보이지 않는 시기이다.

제0기의 암은 이전에는 발견된 일이 적어 이론상의 존재였지만, 오늘날에는 매우 많이 발견되어 이미 이론의 시기가 아니게 되었다.

우리들은 매일 진찰을 하면서 제0기, 즉 상피내암을 눈 앞의 사냥감으로 추적해서 잡고 있다.

제0기라고 하는 것은 상당히 오랫 동안에 걸쳐서 계속될 가능성이 있어 수년간 혹은 10년 이상이나 같은 상태 그대로 있는 경우가 있다고 생각되고 있다.

암은 한 번 침윤을 시작하면 그 이후의 진행은 매우 빨라서 방치해 두면 2년 전후에 사망하는 것이 보통이다.

제1기······암이 자궁경부에 한해서만 있는 것

78

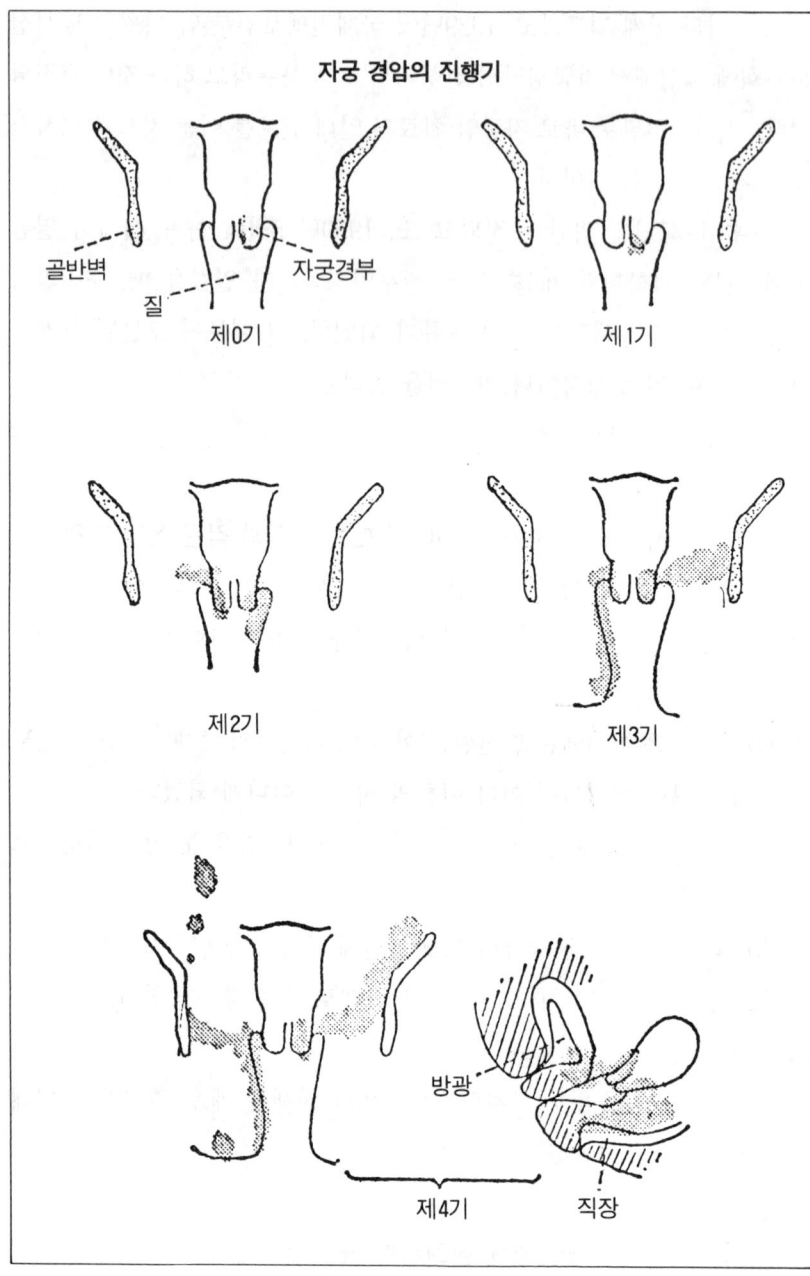

자궁 경암의 진행기

암이 침윤하기 시작하면 우선 제1기의 상태가 된다. 즉, 자궁경부의 점막에 발생한 암이 심부 조직에 침윤을 시작한다.

침윤이라고 하는 것은 암 세포가 원래의 장소에서 떠나 조직으로 기어 들어오는 것을 말한다. 그리고 그곳에서 증식한다. 이런 상태가 되면 여러 가지 위험의 가능성이 생긴다. 다만 점막 아래의 근층 조직으로 기어들어 올 뿐만 아니라, 그곳에 있는 림프관이나 혈관으로 기어 들어가는 경우도 있다.

림프관에 들어간 세포는 흘러 가서 우선 림프절에 도착한다. 림프절에서 암 세포가 늘어나면 림프절로 전이(번짐)하게 된다. 림프관 속에 들어가거나, 림프절에 도착한 암 세포는 그 전부가 살아서 늘어가는 것이 아니고, 사멸하는 경우도 있을 것이라고 상상된다. 정맥속으로 들어가면 혈관의 흐름을 따라서 전신으로 퍼지고 여기 저기의 모세혈관에 걸려서 전이를 만드는 경우가 있다. 이것이 폐 전이, 간장 전이, 골 전이 등이다.

암이 경부의 근층에 들어가서 그곳에서 커지고 있고, 진찰에 의해 달리 침윤하고 있는 모습이 없는 경우에 제1기라고 정의되지만 암의 실제 모습은 이것을 추출해서 조사해 보지 않으면 정말로 경부만에 그쳐 있는지 어떤지는 모른다.

제1기라고 생각하고 수술했는데, 이미 림프절에 전이가 있었다고 하는 경우도 있다. 그 전이도 대동맥 주변의 림프절까지 한없이 전이가 있거나, 간장이나 폐에까지 미세한 전이가 있는 경우조차 있다.

이런 예는 사실은 제4기에 포함되어야 할 것이지만 전문적인 소위 임상 진단의 한계에서는 이것을 제1기라고 하고, 국제 분류의 구분이라고 하는 것은 치료 개시전에 임상 소견에만 근거해서 정하고 있는 것이기 때문에 진짜 실태와는 반드시 일치하지 않는 경우도 있을 수 있다는 사실을 알아 두길 바란다.

최근에는 현미경적인 매우 초기의 침윤을 인정할 뿐이라면 제1기 a라고 하고 분명한 침윤이 있는 것은 제1기 b라고 구별하고 있다. 제1기 a에서는 전이의 가능성이 매우 적다.

제2기……암이 경부를 넘어서 침윤을 보이고 있지만 아직 골반벽까지에는 이르고 있지 않은 정도의 것, 혹은 암이 질에까지 이르고 있지만 아직 질의 아래쪽 1/3에는 이르지 않은 것

제2기의 경우도 진짜 상태와 빗나가는 경우가 있다. 즉, 림프절 전이나 혈행 전이가 넓게 있는 경우도 있다.

또한, 진찰상에서는 자궁방결합직에 침윤이 있기 때문에 제2기로 봐서 수술을 해 본 결과 그것은 염증 때문에 비후해 있었던 것으로 암이 아니었다고 하는 경우도 있다. 그렇다면, 그 예는 사실은 제1기의 것이었을 것이다. 이와 같은 차이는 임상 진단에서는 피할 수 없다.

제3기……암이 골반벽에까지 이른 것, 또는 암이 질의 아래쪽 1/3에까지 이른 경우

제3기가 되면 암은 침윤이 심해진다. 이 시기가 되면 여러 가지 장해가 일어난다. 골반벽을 따라서 달리고 있는 신경이 압박당하기 때문에 통증이 일어난다. 제2기까지라면 신경이 압박당하는 증상은 없기 때문에 아픈 경우는 좀처럼 없다.

또한, 제3기라고 해서 모두 통증이 있는 것은 아니다. 신경이 암으로 완전히 싸여 있어도 통증이 일어나지 않는 경우도 있다. 그러나 통증이 일어난다고 하면 이미 제3기일 가능성이 많다.

자궁 옆에는 신장에서 방광으로 소변을 운반하는 관(요관)이 있어, 이 요관 주위에 암이 늘어나면 요관을 압박하기 때문에 중대한 일이 일어난다.

즉, 소변이 통과하지 못하게 되므로 신장에서 생긴 소변이 갈 곳이 없어진다. 다행히, 신장은 좌우에 2개 있고, 요관도 좌우에 1개씩 있기 때문에 한쪽이 건재하다면 그것이 양쪽 몫을 해 주기 때문에 괜찮지만 양쪽이 압박당하면 소변이 나오지 않게 된다. 그렇게 되면 요독증을 일으켜서 목숨에 관계된다. 자궁 경암의 사망 원인중 많은 부분을 요독증이 차지하고 있는 것은 이 때문이다.

제4기……암이 방광이나 직장 또는 그 양쪽을 침범했을 경우, 혹은 그 한계를 넘어서 침윤했을 경우

제4기가 되면 경부암이 증식해서 전방에 침윤이 강해지면 방광 속으로 찢어져 내보내게 된다. 또한, 뒤로 퍼져서 직장으로 침윤해 가는 경우도 있다.

자궁과 방광, 자궁과 직장 사이에는 확실한 조직의 경계가 있어서 좀처럼 침윤해 가지 않지만, 암이 진행되면 이윽고 그곳도 파괴되고 침입받게 된다. 이렇게 되면 당연히 그 상당의 장해가 일어난다. 방광으로 암이 들어가면 혈뇨(출혈이 되고 그것이 소변에 섞여 나온다)가 일어난다. 또한, 방광에 구멍이 뚫려 버린다. 그렇게 되면 소변은 질쪽으로 방류가 된다.(요루) 직장으로 찢어지면 대변이 질로 방류가 된다.(분루) 아주 어려운 상태가 된다.

이런 심한 암은 최근 거의 없어졌지만 수년 전까지는 흔히 볼 수 있었다. 지금도 농촌의 고령층 여성의 경우에 가끔 볼 수 있다.

암에 대한 지식이 있으면 이런 상태는 피할 수 있을 것이다.

암은 골반을 넘어서 여기 저기로 전이한다. 목 주변, 특히 왼쪽 목의 쇄골 위의 림프절 전이나, 뼈, 간장, 뇌, 피부 등의 각처로 전이해 버리는 경우가 있다. 이런 곳으로 전이하는 것을 원격 전이(遠隔轉移)라고 한다.

여기까지 전이해 버리면 제4기이다. 따라서, 제4기에서는 거의 손 쓸 도리가 없는 경우가 많다. 원격 전이가 없고, 다만 방광이나 직장만의 침윤이라면 수술해서 전부를 제거해 버릴 수도 있지만, 제4기까지 진행하고나서 수술하는 일은 우리들 의사로서의 입장에서도 귀찮은 일이다. 환자도 대단한 수술을 받아야 하기 때문에 그 고통은 상상을 초월한다. 부디, 제4기만은 이 세상에서 없어졌으면 한다. 아니, 제3기의 환자도 마찬가지이다.

우선의 목표로서 제3기 이전에 발견하여 치료를 해야 하는 사실을 우리들은 통절히 느끼고 있다.

이상과 같은 분류에 따라서, 한 사람 한 사람을 제 몇 기라고 판단하고 그 분류에 근거해서 치료 연구가 진행되어 실제로 점점 성과가 오르고 있다.

또한, 진찰상의 생각과 수술에 의해 본 바를 생각해서 진단 방법도 점점 진보하는 등 이 분류는 중요한 역할을 하고 있다.

분류 방법에도 연구가 진행되고 있으며, 좀더 실태에 접근하는 방법이 검토되고 있다.

□병원을 찾을 때는 몇 기의 사람이 많은가?

이전에는 자궁암이라고 하면 냄새나는 대하나 대출혈, 혹은 통증 등을 호소하고 병원에 오는 사람이 매우 많았다.

지금으로부터 15~20년 전에는 제1기나 제2기와 같이 비교적 정도가 가벼운 사람은 40% 정도 밖에 없고, 대부분의 60%는 제3기나 제4기가

전국 136 병원의 치료 환자(1955~1964 산부인과 학회)

	수(인)	%	
제1기	7228	23.7	63.6%
제2기	12172	39.9	
제3기	9274	30.5	36.4%
제4기	1797	5.9	
합계	30471		

되어버린 증상이 심한 사람들이 차지하고 있었다.

그러나 차츰 암에 대한 지식이 보급됨에 따라서 증상이 심한 사람의 비율이 줄어들어 최근에는 제1기와 제2기가 60% 이상을 차지하게 되었다.

산부인과학회의 자궁암 위원회는 제12회 치료 연보(1971년)에서 136개의 병원에 대해 1955~1964년에 치료한 사람들의 집계를 발표했다.

이것은 진행기에 따라서 그 분포를 조사한 표이지만 제1기와 제2기가 60% 이상을 차지하고 있다. 이 경향은 점점 좋아지고 있다. 또한, 제0기 중에 발견되는 수가 근년에 매우 많아지고 있다는 사실은 매우 기쁘다.

이전에는 전항의 제4기 부분에서 서술한 요루나 분루가 생기고나서 병원에 와 어떻게든 해 달라고 하는 경우가 많았지만, 현재에는 그런 일이 매우 드물게 되었다.

그것과 반대로 우리들이 초기 암을 발견해도 설마 그런 일이 있을까 라고 해서 의아한 얼굴을 하는 사람이 있을 만큼 최근의 암은 가벼워지고 있다.

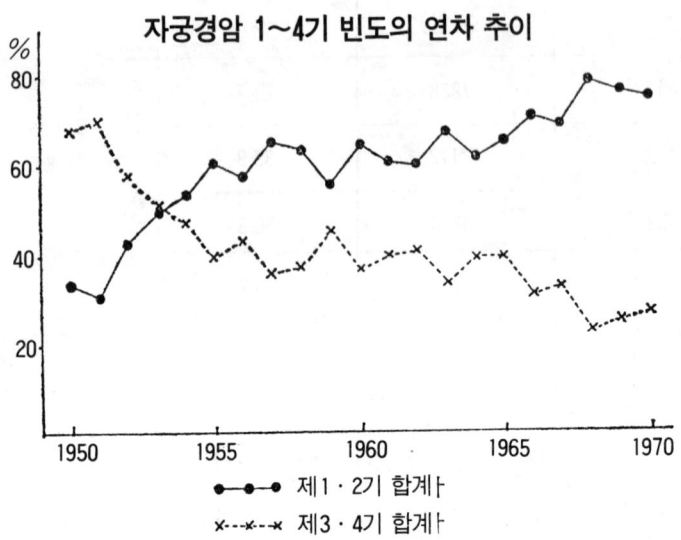

자궁경암 1~4기 빈도의 연차 추이

●—●—● 제1·2기 합계 ╟
x--x--x 제3·4기 합계 ╟

자궁경암 환자 1·2기와 3·4기의 비율의 추이

	1950~1955		1956~1961		1962~1970		계	%
	수	%	수	%	수	%		
제1·2기	502	47.9	1029	60.9	1521	68.1	3052	61.48
제3·4기	544	52.1	658	39.1	710	31.9	1912	38.52
	1046		1687		2231		4964	

수술을 해서 제거한 것(표본)에도 예전과 같이 무서운 암은 적어지고 오히려 아주 조금의 궤양을 볼 수 있는 예가 많아 이것을 방치해 두면 목숨을 잃는다고 해도 얼른 이해가 안 갈 정도가 되고 있다.

그러나 아직 40% 가까이가 제3기 이상의 것이다. 이 현상에 대해서는 매우 불만족스럽다. 가까운 장래에 이 세상에서 제3기, 제4기의 증상을 없애 버리고 싶다. 아니, 제2기도 없애 버리고 싶다. 그것은 여성 각자가 자각해서 건강 진단을 받기만 한다면 실현될 수 있음을 반복해서 강조해 두고 싶다.

□제0기의 암——상피내암——

본래 암이라고 하는 것은 상피에 발생해서 그것이 차츰 심부에 침윤하는 것이다. 그 때문에 침윤을 보이지 않는 동안은 암이라고 말할 수 없다고 하는 학자가 많다. 그것도 학문상의 견해이다. 그러나 암은 우선 상피에 발생하고 그것이 침윤을 보일 때까지 상피에만 머물고 있는 시기를 상피내암(표재 암)이라고 해도 좋을 것이다.

이 상피내암 시기의 것을 추출해서 그것이 본래의 침윤을 수반하고 있는 암과 본질적으로 같은지 다른지를 연구한 학자가 다수 있다. 그 중, 그라트헐은 조직 배양을 단서로 해서 상피내암과 침윤암 사이에 아무런 차이가 없음을 형태학적으로 증명하였고, 린부르그는 상피내암과 침윤암 사이에 차이가 없음을 생물학적으로 증명하였다.

또한, 상피내암의 실례를 찾아내서 그것을 일정 세월 동안 상황을 살펴 보니 이윽고 침윤암으로 발전해 간 것을 관찰한 보고가 있다. 그런 예는 현재 많이 있다.

그들 중에는 1년 이내에 침윤하기 시작한 예도 있고 상당히 오랫 동안에 걸쳐서 상피내암 상태로 이윽고 침윤하기 시작한 것도 있다.

필라델피아의 세피는 조직 검사로 상피내암이라고 확신한 환자를 처치하지 않고 있었더니 9년 후에 제3기의 경암이 된 경험을 갖고 있다.

또한, 스위스의 헬트도 1943년에 상피내암이라고 확신한 실례가 1952년 즉, 9년 후에 경암 제2기가 된 것을 경험했다.

코펜하겐의 페테르센은 30례의 상피내암 중, 6례(20%)가 25개월에서 62개월 사이에 침윤암이 된 사실을 보고하고 있다.

독일의 린부르그도 많은 예를 보고하고 있지만 그 1례로 상피내암을 조직검사로 증명한 것이 11개월 후에 심부로 향해 불과 1.5mm 뿐이지만, 침윤을 개시하고 있는 것을 발견하였다. 또한, 같은 예가 2개월 후에 침윤하기 시작한 것도 있다. 그 외에도 보고는 이루 헤아릴 수 없을 만큼 상피내암이 침윤이 되어 가는 것을 관찰하고 있다.

표A. 상피내암의 연령(나브라틸 박사)

20~29세	13%	⎤ 50%
30~39세	37%	⎦
40~49세	31%	
50~59세	13%	
60세 이상	5%	

표B. 제1기~제4기(연령 분포)

20~29세	3.3%	⎤ 21.9%
30~39세	18.6%	⎦
40~49세	31.1%	
50~59세	28.6%	
60세 이상	18.1%	

이런 사실에서 상피내암도 암이라고 판단해도 좋다. 그리고 앞으로의 암 임상은 상피내암의 발견과 치료에 적용되는 것이 당연한 일이라고 알아 두어야 한다.

상피내암의 연령

나브라틸이 많은 연구를 모아서 제0기 환자의 연령 분포를 조사한 바에 따르면, 다음의 표시와 같다. 즉, 반수는 40세 미만의 젊은 사람에게 발견되고 있다.

이것을 도표 B의 제1~4기 경암의 연령 분포와 비교해 보면 그 차이는 대단하다.

그 취급의 어려움

제0기의 점막 상피에 발생한 상태의 암(상피내암)은 수년부터 10년이나 그 상태로 있다가, 이후에 비로소 활동을 시작한다. 이렇게 서술하면 상피내암과 그 후의 활동에 의해 침윤을 시작한 암 사이에는 확실한 차이가 있는 것처럼 생각될지도 모른다. 그러나 실례를 보면 일일이 그 취급이 어려워지는 법이다. 왜냐하면 다음과 같은 점이 있기 때문이다.

어느 환자를 조사해서 그 조직 검사를 한 결과 상피내암의 상태를 발견했다고 한다. 그렇다면, 이것은 제0기라고 진단이 내려진다. 그것을 수술해서 자궁을 떼어 병변이 있는 부분을 빠짐없이 검사하면 그것이 가령 작은 부분이었다고 해도 이미 침윤을 시작하고 있는 부분이 발견되는 경우가 있다.

또한 그것과 반대로 수술한 자궁의 미세한 검사 결과, 수술 전의 일부 조직 검사에서 나타난 상피내암과 같은 상태가 사실은 아직 암이라고 하기에는 조금 의문이 있는 경우가 있다.

이런 두 가지의 사실에 가끔 부딪힌 결과 이와 같은 차이를 해결하는 수단이 요구된다.

거기에는 1회의 조직 검사로 상피내암이 증명되었다면 경부의 암이 발생할 가능성이 있는 곳을 빠짐없이 조직 검사하는 방법이 받아 들여진다. 원추 절제라고 하는 방법으로 절제한 재료를 상세히 조직 검사한다. 그 결과, 아직 진짜 악성의 병변이 아닌 경우도 있고, 틀림없는 상피내암임이 분명해지는 경우도 있다. 또한 때로는 이미 침윤을 보이고 있어 제1기에 들어가는 암인 경우도 있다.

이와 같은 검사 결과, 비로소 정확한 진단이 내려지고 그것에 따른 치료법이 선택된다.

환자 중에는 A의사의 판단을 의심하고 B의사를 찾고 다시 L의사의 진찰을 받는 사람이 있다. 이렇게 되면, 검사 결과를 정리하기가 한층 어려워진다.

우리들 의사는 서로 연락을 취해서 환자의 생명을 지키기 위해 봉사하고 있고 또한 환자와의 완전한 합의에 의해서만 올바른 결론을 얻을 수 있다. 이 점을 잘 이해해 주길 바란다.

의사와 환자 사이의 이해에 대해서 다음과 같은 문제가 있다. 아직 아이를 원하는 젊은 부인이 상피내암일 경우, 의사와 환자가 완전한 이해를 기반으로 하는 것이 중요하다. 그렇게 된 후에 비로소 의사의 올바른 지도와 경계, 감시에 의해 임신을 기다리고 분만을 할 수 있다. 만일, 상호의 이해 부족으로 완전한 경계, 감시를 게을리하는 일이 있으면 그 사이에 암이 침윤하기 시작해서 되돌이킬 수 없게 될 우려가 있다. 또한, 암에 대한 충분한 추적을 하지 않고 수술해서 아이를 얻을 수 없게 되면 행복을 놓치는 경우가 생길 지도 모른다.

이와 같이, 상피내암 환자를 다루는 것은 곡예와 같다. 아니, 그것보다

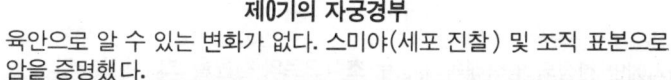

제0기의 자궁경부
육안으로 알 수 있는 변화가 없다. 스미야(세포 진찰) 및 조직 표본으로
암을 증명했다.

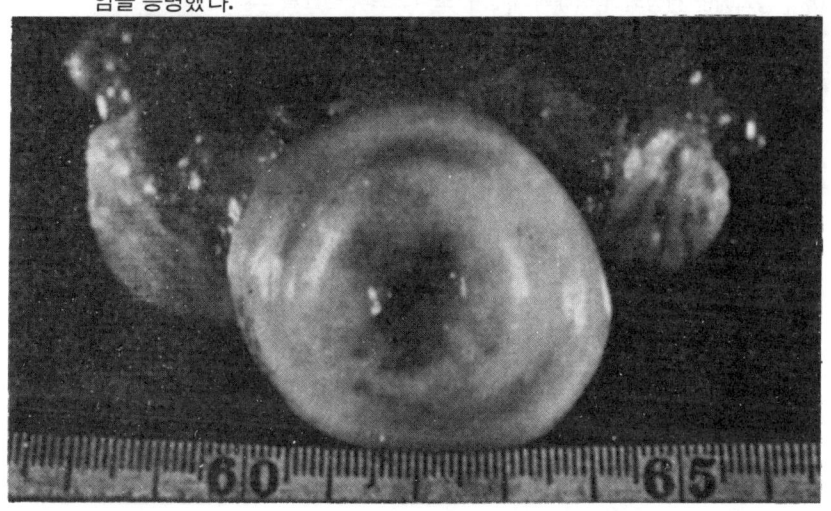

도 훨씬 진지한 문제이다.

상피내암은 가령 10년 계속된다고 해도 처음 상피내암을 잡았을 때는
이미 몇 년이 지나 있는 상태인지 모른다. 이제부터 앞으로 몇 년만에
혹은 몇 개월만에 침윤암으로 변할 지는 모르기 때문에 취급의 어려움도
한층 더하다.

사진은 상피내암이지만 눈으로 본 것은 이와 같이 매끄러워서 이것이
암이라고는 생각할 수 없다. 그런데, 그 조직을 조사하면 상피내암의 구조
가 확실히 나타난다. 이런 일이 가끔 있다고 하는 사실을 알아 주길 바란
다.

제0기의 증상

경암 초기에는 특징이 있는 증상이 거의 없거나 전혀 없다. 요컨대,
내세울 정도의 증상이 없다. 이 사실은 많은 학자의 연구에 의헤 분명하게

상피내의 암 조직 표본

(a)의 부분은 자궁질부의 편평상피이고, (b)의 부분이 암으로 변화한 부분이다. 암은 아직 상피에만 한정되어 아래쪽의 심부 조직으로의 침윤을 보이지 않는다.

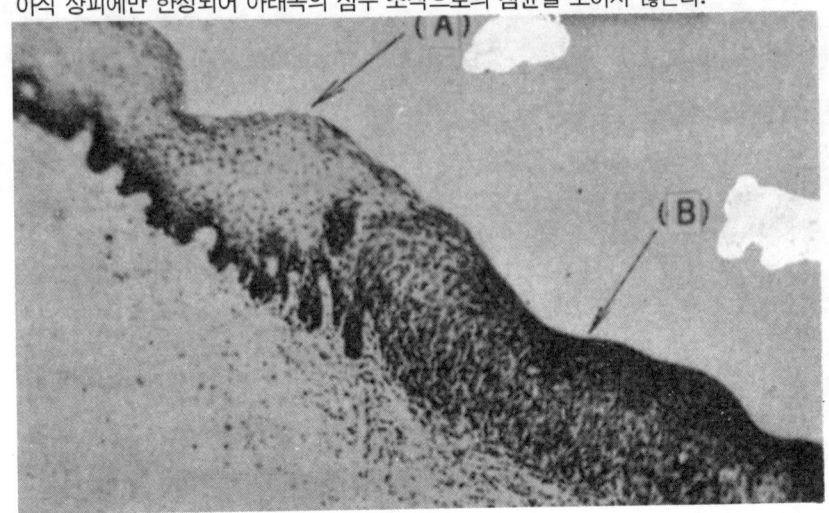

밝혀져 있다.

미국의 영 등은 46%의 사람에게 암을 의심하는 징후는 없었다고 하고 스위스의 웨스피는 78%가 무증상이라고 하고, 오스트리아의 나브라틸은 53%가 무자각이었다고 서술하고 있다. 미국의 갈빈 등은 42%가 무증상이었다고 보고했다. 이 외 많은 학자의 보고가 있지만 무자각, 혹은 특징이 없는 호소가 많은 사실은 분명하다.

그런 이유로 상피내암의 증상은 이후의 항에서 서술하는 진행한 경암의 증상과 다르다.

증상이 없는 것이 특징이라고 해도 징후를 호소하는 경우도 있다. 예를 들면, 백색이나 노란색의 대하가 있음을 호소하는 경우가 있다. 영 등은 24%, 아켄바크 등은 20%, 나브라틸 등은 27%가 대하를 호소했다고 말하고 있다. 그 외 많은 학자의 보고에서 어느 정도의 비율로 대하의 호소가 있음을 인정하고 있다.

또한, 혈성(血性) 대하를 호소한 것을 보고하고 있는 학자도 많이 있다. 또는 접촉 출혈(성교시의 접촉에 의한 출혈)을 호소한 보고도 있다. 나브라틸 등은 6%가 그런 호소를 하고 있었다고 말하고 있다. 단, 이런 혈성 대하, 또는 접촉 출혈 등이 정말로 암 때문인지 어떤지, 매우 의심스러운 것으로 미란, 폴립, 질염 등의 합병증이 있었기 때문이라고 하는 점도 생각해야 한다.

상피내암에서 약간 막 침윤하기 시작한 정도의 초기 암을 메스토벨트는 미크로 카르티놈(미암)이라고 말하고 있지만, 그와 같은 초기 암에서조차 그다지 징후가 없어 그는 43례의 미암의 증례 중, 26례는 완전히 무증상이고, 14례가 이상 출혈을 호소했다고 한다. 그 밖의 3례는 합병한 다른 병으로 인한 징후였다고 말하고 있다.

이와 같은 초기 암 25례에 대해서 나브라틸은 4례만이 접촉 출혈을 호소하고 그외는 무증상이었다고 말하고 있다.

이와 같이, 제0기는 물론 그것보다 약간 진행한 상태에서도 무증상의 경우가 매우 많다고 하는 사실이 많은 연구에 의해 밝혀졌다.

이상은 외국 학자의 보고이지만 우리 나라에서는 어떨까?

나는 제0기 115례의 다수에 대해서 병원에 온 이유를 조사해 보았더니 그 결과는 다음과 같았다.

즉, 67%는 출혈을 호소하고, 16.5%는 대하를 7.8%는 월경 이상을 호소하였다. 그리고 무자각은 8.7%였다.

이상의 조사에 의하면 완전한 무증상은 8.7%이다. 이 사실은 외국의 보고와 비교하면 훨씬 적다. 그러나, 우리 나라의 보고 중에서는 무자각의 비율이 높은 편이다.

우리나라에서는 아직 건강 진단이 일반화되어 있지 않기 때문에 완전히 무증상으로 병원을 찾는 여성이 적어초기 경암의 발견율이 제외국보다

제0기 115례의 주요 호소

출혈(77례) 67.0%	자연히 출혈했다 48.8%	다량(1)	0.9%
		중량(34)	29.6%
		소량(21)	18.3%
	유인이 있어서 출혈했다 18.2%	접촉 때문(19)	16.5%
		배변 때문(2)	1.7%
대하(19례) 16.5%	갈색 또는 혈성(14)		12.2%
	황색 (3)		2.6%
	농성 (1)		0.9%
	백색 (1)		0.9%
월경 이상(9례)	7.8%		
무증상(10례)	8.7%		

낮은 사실은 부정할 수 없다. 그리고 외국에 비해서 정기 검진의 개념이 매우 뒤떨어져 있는 사실도 솔직히 인정해야 한다.

이 때문에 뭔가의 징후, 즉 접촉으로 인한 출혈이라든가, 대하가 유색이라든가, 대하가 늘어났다든가, 그런 증상을 깨달았을 경우에는 당연하지만 그렇지 않더라도 초기 경암이 있음을 알아 두고, 정기적인 건강 진단을 꼭 받도록 한다.

제0기의 빈도

우리 나라에서도 제0기 중에 암이 발견되는 빈도가 차츰 높아지고 있다.

암 연구 센터에서는 최근 조사에서 자궁경암 전체의 23%가 제0기에 발견되었다고 한다. 그러나 1952~1960년의 세계 상황을 보면, 그 당시에도 35% 이상을 차지하고 있던 나라가 다수 있었던 점에 주목하고 우리들은 한층 더 노력을 해야 할 것이다.

자궁경암 제0기 연도별 빈도(1900~1970 암 연구 센터)

치료 연도	제0기를 포함한 경암 치료 총수	제0기 치료수	%
1950~1954	857	34	4.0
1955~1959	1,432	110	7.7
1960~1964	1,448	117	8.1
1965~1969	1,502	252	16.8
1970	310	72	23.2
계	5549	585	10.5

자궁경암 제0기 빈도의 연차 추이

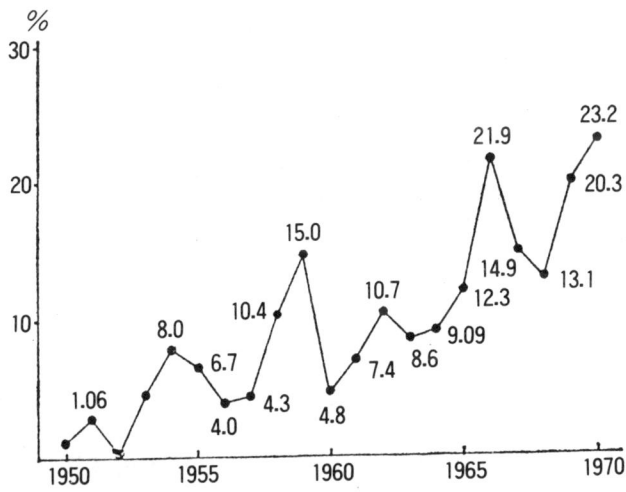

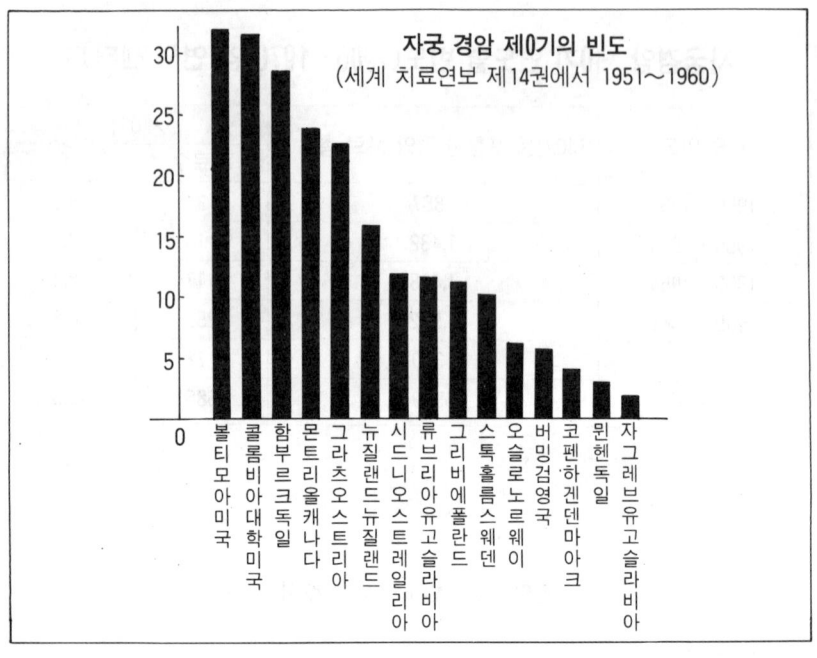

자궁 경암 제0기의 빈도
(세계 치료연보 제14권에서 1951~1960)

□경암의 증상

내가 학생 시절, 경암 증상이 무엇이냐는 질문에 악취가 나는 대하, 출혈, 동통의 3가지를 대답하면 합격이었다.

그런데 현대에서는 그런 대답을 하면 낙제한다. 암에 관한 사정은 이렇게 달라지고 있다.

초기에는 증상이 없는 경우가 많다

경암은 대부분의 경우, 상피내암의 시기를 거쳐서 이윽고 침윤을 시작하고 본래의 경암으로 진전해 가는 것이라고 생각되고 있다. 물론 예외로서 처음부터 급속히 침윤을 시작하는 것이 있는 경우도 있다.

상피내암은 앞에 서술했듯이 거의 증상이 없다고 생각해도 좋다. 상피내암이 마침내 침윤을 시작했을 때 즉, 제1기의 초기 무렵에도 거의 증상다운 것이 없다.

출혈(出血)

암이 점점 커져서 이윽고 궤양을 만들게 되면 궤양 표면에는 모세혈관이나 작은 동맥 등이 노출되기 때문에 당연히 출혈이 일어나게 된다.

이런 때의 출혈은 가장 많은 경우, 성교에 의해 일어난다. 또한, 기침이나 호흡에 의한 복압이 자궁에 영향을 주어 출혈을 촉진하는 경우도 있을 수 있다. 배변 때에 힘을 주거나, 변이 통과할 때 자궁을 압박하는 것 등도 출혈의 유인이 될 수 있다. 산부인과의 진찰 때, 특히 출혈을 보는 경우가 많다.

앞에 상피내암의 증상에 대해서 자세히 서술했지만 침윤한 암의 초기도 본질적으로는 상피내암보다 약간 증상이 있다는 정도이다. 증상이 없는 경우도 5% 정도 볼 수 있다.

제1기 암의 73%는 출혈을 주요 호소로 하고 있고 대하를 호소한 것은 16%였다.

출혈이라고 하는 말을 그대로 받아들이면 여러 가지 해석될 것이다. 이 경우, 대하가 핑크색이 되어도 갈색이 되어도 출혈이다. 점액에 섞여서 혈액 줄기를 볼 수 있는 경우도 출혈이다. 때로는 굉장한 출혈로 가제를 몇 장대고 압박해도 멈추지 않고 순식간에 안색이 새파래질 정도의 경우도 있다.

경암 초기의 출혈은 대부분의 경우, 조금 색깔을 띤 대하의 정도로 대출혈을 하는 경우는 거의 없다.

그런데 전혀 증상이 없었던 것이 돌연 대출혈을 해서 비로소 의사를 찾았을 때에는 암이 이미 거대한 덩어리가 되고 있고, 이미 제2기, 제3

기에 들어가 있는 경우도 있다. 이런 경우는 드물지만 확실히 있다. 이런 돌연 대출혈 현상은 특히 미망인의 경우에 흔히 볼 수 있다.

대하

초기 증상으로 대하가 늘어나는 경우가 있다. 암 조직 주변에서 수분이 배어나와서 대하가 늘어나는 것이라고 생각된다.

정상적인 것은 흰 대하이지만, 이윽고 매우 적은 양의 출혈이 섞여서 갈색이 되거나 핑크색이 된다.

물론, 대하가 늘어나는 것 자체는 암에 특유한 것이 아니고, 다른 산부인과 관계의 병에 거의 공통된 증상이다. 그러나 평소에 이런 점에 주의를 기울이는 습관은 중요한 것이다. 대하량이 매우 늘어나고 있는데, 전혀 깨닫지 못하는 사람이 있지만, 그래서는 몸의 변화를 찾아 내기가 어렵다. 자신이 민감하게 깨닫게 되어 주길 바란다.

암이 진행되면 대하의 상황이 심해진다. 백색으로 점액성이었던 것이 차츰 혈성이 된다. 물고기의 창자즙이나 고기즙과 같이 되어 썩은 듯한 악취를 수반하게 된다. 심해지면 물고기가 썩은 듯한 견딜 수 없는 냄새를 발하게 된다.

이것은 출혈과 대하가 섞이고 더구나 암 조직에 번식한 세균에 의해 부패가 시작되기 때문으로 이렇게 되면 주위 사람들도 곧 알게 된다. 그러나 이렇게 될 때까지 방치해 두어서는 안 된다.

통증

초기에는 통증이 없다. 암이 어느 정도 퍼져도 통증은 일어나지 않는다. 암이 골반에까지 퍼지고 나서야 비로소 통증이 나타난다. 신경이 골반벽 가까이에 있기 때문에 그곳까지 암이 퍼지고 나서가 아니면 통증은 일어나지 않는다.

이런 이유로 통증이 나타났을 때에는 이미 암은 상당히 진행하고 있어 치료할 기회가 적어진다. 따라서, 암은 통증이 일어나기 전에 발견하여 치료해야 한다.

무서운 병은 처음에는 통증이 없으나, 일단 아프기 시작하면 이미 심각한 상태에 놓여 있는 경우가 많다. 결핵, 매독, 나병 등 악성병에는 그런 곤란한 문제가 있다. 매우 얄궂은 것이다.

암 통증이 나타나기 시작하면 그것은 주로 하지(下肢)로 방산하는 통증, 허리 통증 등이다. 때로는 방광의 통증이나 직장의 통증도 나타나는 경우가 있다.

예외로는 암이 초기임에도 불구하고 요부부터 둔부, 항문부, 방광, 장 등에 통증이 일어나는 경우가 있다. 이것은 신경 반사에 의한 것이다. 그리고 암이 발생하면 그곳에 세균 감염이 일어나기 때문에 알레르기 반응으로서 통증이 일어나는 경우도 있다.

또한, 암은 초기인데 좌골신경통이 일어나는 경우가 있다. 이것은 암이 아직 자궁에만 있는 경우라도 감염한 세균이 자궁 주위의 조직에 침입해 가서 염증을 일으키기 때문에 일어나는 통증이다. 이런 경우의 통증은 염증(자궁방결합직염)을 치료하면 사라져 간다. 이런 경우도 있기 때문에 암은 아프면 끝이라고 생각하는 것은 지나친 생각이다.

통뇨(通尿)의 장해

방광 : 암이 차츰 증식해서 방광을 압박하고 더욱 방광으로 침윤해 가면 방광에 이상 증상이 일어난다. 우선, 처음에는 무턱대고 소변을 보고 싶어진다. 소변을 봐도 또 보고 싶어지거나 소변이 전부 나오지 않은 듯한 느낌이 남는다. 또한 병이 진행하면 방광염이 일어나기 쉬워지고 소변에

피가 섞인다. 더욱 심해지면 방광에 구멍이 뚫겨 소변이 방광에서 경관이나 질로 흘러 나가 버려서 소변이 방류가 되어 버린다. 이렇게 되면, 외음부는 항상 소변으로 젖어서 악취가 심각하고 매우 심한 상태가 된다.

　요관 : 골반내에 퍼진 암이 요관을 압박하게 되면 큰 일이다. 신장에서 만들어진 소변을 방광으로 운반하는 관인 요관이 막혀 버린다.

　요관이 압박당해서 소변이 통과하지 못하게 되면 신수종(腎水腫)을 일으키고 감염이 일어나서 신우염(腎盂炎)이 된다. 이윽고 그 신장은 완전히 기능이 없어져 버린다.

　요독증(尿毒症) : 신장은 좌우에 2개가 있다. 한 쪽의 신장이 소용없어지면 반대쪽의 신장이 양쪽분만큼 작용해서 직접 생명에 관계하는 일은 없지만, 양쪽이 침범당해 버리면 소변은 갈 곳이 없어져서 이윽고 요독증이 된다.

　이것은 생명이 위태로운 상태이다. 자궁암이 진행한 경우, 사망 원인의 대부분은 바로 이것 때문이다.

　직장(直腸) : 경암이 뒤쪽 방향으로 진행해서 직장으로 침윤해 가면 변통에 장해가 일어난다. 변이 나올 듯 나오지 않는다. 그 때문에 가끔 화장실에 가게 된다. 또한, 변비가 경우도 있다. 이윽고 직장의 점막이 침범당하면 혈액이 섞인 점액변이 나온다. 좀더 진행되면 경관 또는 질과 직장 사이가 찢어져서 구멍이 뚫린다. 이것을 분루(糞瘻)라고 한다. 자세히 말하자면, 직장 경관루(直腸頸管瘻), 직장 질루(直腸腟瘻)이다. 이렇게 되면, 대변이 항문에서 나오지 않고, 질쪽으로 흘러나가 버린다. 항문에는 괄약근(括約筋)이 있기 때문에 변을 내보내려고 생각하지 않으면 변이 나오지 않지만 구멍이 뚫리면 변이 질쪽으로 끊임없이 방류한다. 이것도 매우 비참한 경우이다.

전신의 증상

경암의 초기에는 전신에 대한 영향은 전혀 없다. 따라서, 건강한 여성이라도 암에 걸리는 경우가 있다.

차츰 병이 진행되어 출혈이 많아지면 빈혈이 두드러지고 안색이 좋지 않고, 윤기가 없어진다. 또한, 암의 조직에 세균 감염이 일어나서 미열이 나게 된다.

더욱 심해지면, 한눈에 알 수 있을 만큼 안색이나 피부의 윤기가 나빠지고, 피부는 건조하고 윤기도 식욕도 없어지고 얼굴이나 수족, 복벽 등 전신에 부종이 나타난다. 이런 상태를 악액질(惡液質)이라고 한다.

악액질의 본체는 무엇일까? 그 전체는 아직 해명되어 있지 않지만, 소호르몬과 같은 독성 물질이 암 조직에서 나와서 내장에 중독을 일으키게 하기 때문이라고 생각되고 있다. 이와 같이, 전신이 쇠약해져 사망하는 것은 와렌 박사에 따르면 23%를 차지하고 있다고 한다.

전이(轉移)

골반 밖으로 암이 퍼져 가는 경우가 있다. 이것을 원격 전이라고 한다. 골반을 넘어서 대동맥 주변의 림프절에 전이해서 하반신이 붓거나, 아프게 하는 원인이 되고 있는 경우가 있다. 이것은 많은 경우, 시험적으로 복부를 열어 보지 않으면 모른다.

전이에는 윌효 씨의 림프절 전이라고 하는 것이 있다. 전문가 사이에서는 유명한 것으로 경부 임파선과 같이 목의 림프절이 딱딱하게 붓는다. 경암의 골반내 진찰에서는 아직 제2기 정도인데, 뜻밖에도 윌효 림프절이 부어 있는 경우가 있다. 그러나 부었다고 해서 즉시 전이라고는 할 수 없다. 결핵이나 그 밖의 염증 때문에 붓는 경우도 있기 때문이다. 따라서, 반드시 그 부분을 떼어 내어 조직 검사를 해 보아야 한다.

그 결과, 암의 전이가 있으면 암은 국소 진찰에서 제2기로 보여도 제4기까지 진행된 것이다.

어쨌든, 자궁으로부터 멀리 떨어진 목쪽까지 암이 전이해 있기 때문에 좋을 것은 없다.

전이는 겨드랑이 밑의 림프절에 일어나는 경우도 있다. 뼈(골반이나 척추의 뼈가 가장 많다)에 일어나서, 여러 가지 증상을 일으키는 경우도 있다. 척추에 침범당하면 하복통, 요통, 하지통 등이 일어나고 점점 통증이 격렬해진다. 늑골이나 두개골까지 침범당하는 경우가 있다. 이런 상황은 X선 사진에 의해 확인할 수 있다.

폐로의 전이는 의외로 많지만 처음에는 별로 증상이 없다. 경암의 진단이나 치료 때, 전신 검사를 하지만 X선 사진으로 우연히 폐에 전이가 있음을 아는 경우가 있다.

폐에 전이된 것이 진행하면 기침이 나오고 이윽고 혈담이 나오게 되고 가슴에 통증이 일어난다. 늑막에 물이 차는(암성 늑막염) 경우도 있다.

간장에 전이되어 간장이 비대해지고 황달을 일으키게 되는 경우도 있다.

골반부터 복강에 암이 퍼져 가면 암성 복막염을 일으켜서 배에 물이 차온다. 그리고 급속도로 쇠약해진다.

그 외에, 전신 여기 저기에 전이가 경우가 있다. 피부에 나타나거나 뇌에 나타나는 경우도 있다.

이와 같이, 전신에 암이 번지면 아무리 자궁암을 치료해도 목숨을 건질 수 없다.

조기 발견

이상, 암의 여러 가지 증상을 서술해 보았다. 이러한 사실을 통해 암은 꼭 초기에 발견해야 한다는 것을 알 수 있다.

초기에는 그다지 현저한 증상이 없다는 점을 반복해서 서술한다.

□경암의 진단

경암이 발생하는 것은 자궁구 주위이기 때문에 눈이 닿는 곳이다. 따라서 진단이 용이하다. 눈이 닿는다고 해도 기구를 사용할 경우로, 그저 안색을 보고 알 수 있다고 할 수는 없다.

우리들 전문가들은 경암이 증식해 있을 때에는 눈으로 보고 손으로 만져 봄으로써 거의 순간적으로 진단을 내릴 수 있다. 다만, 그와 같은 경우라도 드물게 암이 아닌 병인 경우도 있기 때문에 반드시 조직 검사를 해서 확인하고 있다. 진단이 어렵고 중요한 것은, 말할 필요도 없이 극히 초기의 것이다.

또한, 암이 아닌 것을 확실히 암이 아니라고 결정하는 데에는 상상 이상으로 힘들다. 이런 점이 초기 진단학을 발달시킨 기초이다.

초기암의 진단을 위해서는 각종 방법을 이용하고 있다. 이것을 크게 ① 선별 방법 ② 확정 진단 2가지로 나눌 수 있다. 암이라고 확정했을 때에는 다시 진행기의 정도를 진단할(③) 필요가 있다. 앞으로는 더욱 검사법이 발달할지도 모른다. 현재, 어느 정도의 참고가 되는 방법이 있고 이것을 보조 진단법(④)이라고 한다. 마지막으로, 중요한 동적(추적) 진단법(⑤)이 있다.

선별 방법

암을 걱정하고 진찰받으러 온 부인에 대해서 의심스러운 점이 있는지, 전혀 의심스럽지 않은지를 가려내는 것이다. 의심스러운 점이 있으면

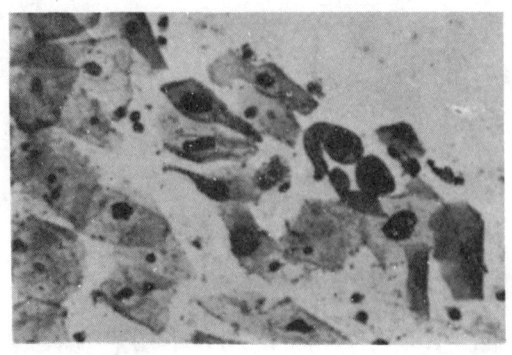

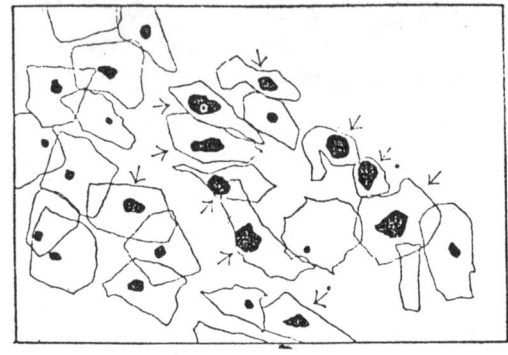

세포 진찰(화살표는 암 세포)

그것을 확인하는 수단을 쓰게 된다.

선별 방법은 세포 진찰과 콜포스카피가 가장 중요하다.

세포 진찰

이것은 미국의 파파니콜라우 박사가 연구해서 완성한 방법이다.

암 세포는 서로 결합성이 약해서 벗겨져 떨어지는 성질이 있기 때문에 자궁에 암이 있으면 대하 속에 암 세포가 떨어질 가능성이 많다. 그래서 대하를 채취하여 유리에 바르고, 특수한 염색을 해서 현미경으로 조사하면 암 세포가 발견된다. 암 세포의 핵은 크고, 모양이 부정형으로 세포의 크기가 가지 각색이다. 염색에 의해 정상 세포와 달리 핵이 진하게 염색된

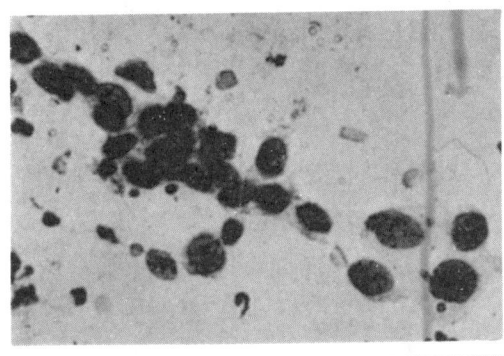

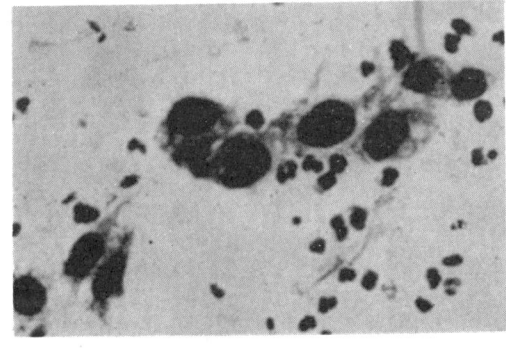

초기암의 세포 집단

다. 대하 속의 세포에서 이와 같은 암 세포를 발견해 내서 진단 보조로 삼는다. 그런 의미에서 선별 진단법(스크리닝 테스트)라고 부른다.

물론, 세포 진단만으로 암으로 결정하는 것은 아니다. 이 방법으로 대하의 세포를 조사해서 판정을 5단계로 나눈다. 1, 2, 3, 4, 5의 단계로, 1, 2는 이상이 없는 경우, 3은 의심스러운 경우, 4는 암의 의심이 농후한 경우, 5는 암임에 틀림없다고 판정되는 경우이다.

세균 진단을 하기 위해서는 우선 스포이트로 질 속에서 대하를 흡인하여 이것을 유리에 바른다. 또한, 자궁구 주변에 미란이 있으면 그 부분을 면봉으로 문질러서 세포를 모아 그것을 유리에 바른다. 미란이 전혀 없을 때는 가는 면봉을 경관 속에 삽입해서 회전하여 문질러 발라서 채취한 것을 유리에 바른다. 유리에 바른 것을 곧 에테르 알콜액에 넣어 고정하고 그 후에 특수한 염색을 실시하여 현미경 검사를 한다.

세포 진찰의 장점과 단점은 무엇인가?

장점은 육체를 다치게 하지 않으면서 몇 번이라도 검사하는 재료를 채취할 수 있는 점, 조작이 용이한 점, 표본을 보존해 둘 수 있는 점 등이다. 따라서, 건강 진단을 위해 의심스러운 것을 가려내는 방법으로서 이 방법은 가장 뛰어나다.

단점은 가령 암 세포라고 생각되는 것을 발견했어도 어디에 병변이 있는지를 모른다. 어쨌든, 자궁이나 질, 드물게는 난관이나 난소로부터도 세포가 올 가능성이 있다. 자궁도 자궁 속의 어느 부위인지, 세포 진찰만으로 결정할 수 없는 경우가 있다. 또한, 체암의 세포 진찰 성적은 경암의 경우에 비해 약간 뒤떨어진다.

상당히 전문적인 비교를 서술했지만 실지로는 이 세포 진찰이야말로 경암의 조기 발견에 가장 위력이 있는 중요한 방법임을 알아 주길 바란다.

이 35년 동안의 암 임상 성적의 비약적인 발달은 세포 진찰의 등장으로 인해 촉진된 것이라고 해도 좋다. 특히, 초기의 암, 즉 제0기, 혹은 제1기 중의 극히 초기의 것은 세포 진찰에 의해 발견의 계기가 만들어지게 되었다. 근년의 초기 경암의 연구 재료는 바로 세포 진찰의 스크리닝에 의해 채취된 것으로 그런 연구에 의해 초기암의 생태가 밝혀지게 되었다고 해도 과언이 아니다. 사실은 이전에는 간과되었을 초기의 경암이 이 세포 진찰로 건져지고 그 후의 검사로 확정되어, 그 때문에 치료를 초기 중에 실시할 수 있어서 매우 쉽게 암을 근치할 수 있었던 여성이 전세계에 매우 많다.

세포 진찰 발견의 파파니콜라우 박사야말로 여성 구원의 신이라고 해야

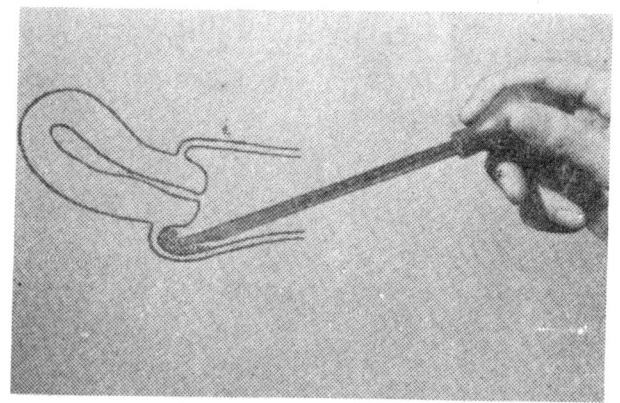

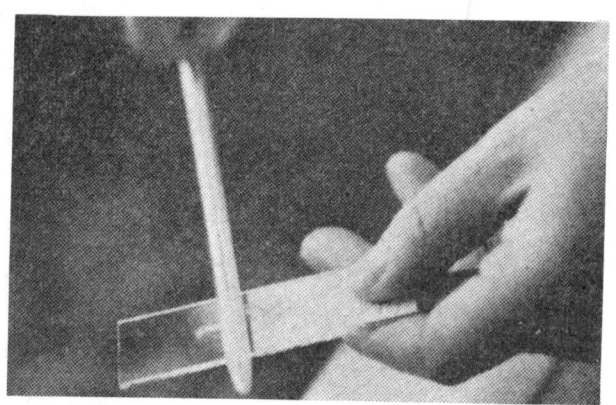

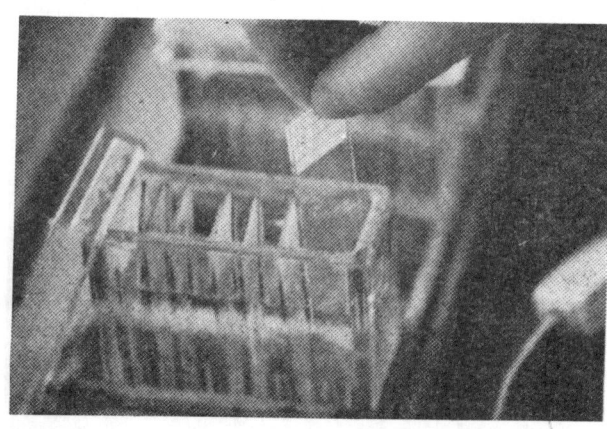

세포 진찰
상 : 분비물의
채취(흡인법)
중 : 채취한 대하를
유리에 바른다.
하 : 특수한
염색액으로
염색한다.

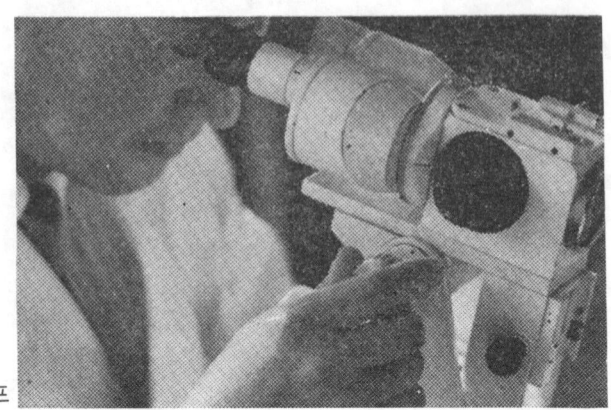

● 콜포스코프

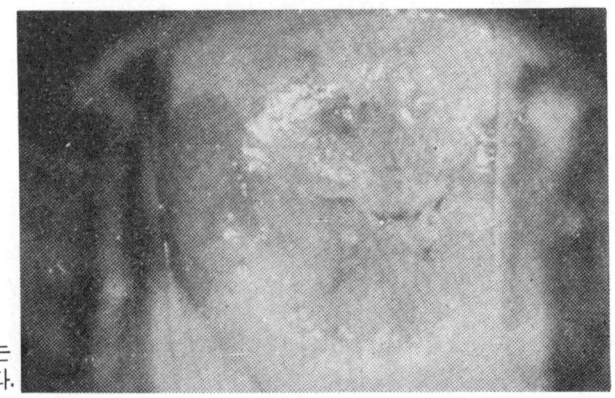

● 육안으로는
거의 변화를 볼 수 없다.

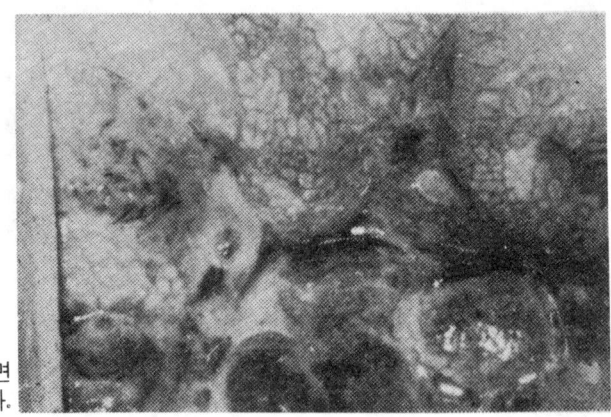

● 콜포스코프로 보면
초기암을 알 수 있다.

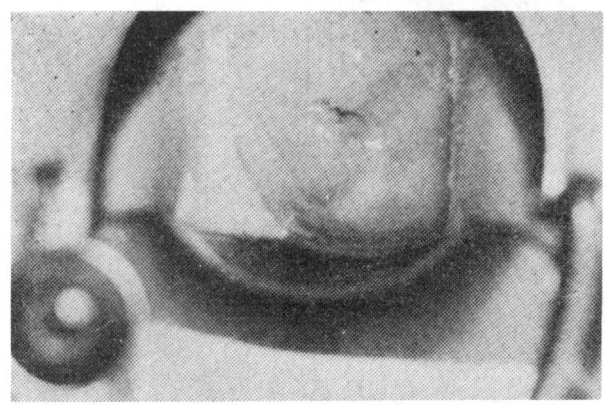

육안으로는 거의
아무것도 아닌 듯한
자궁질부

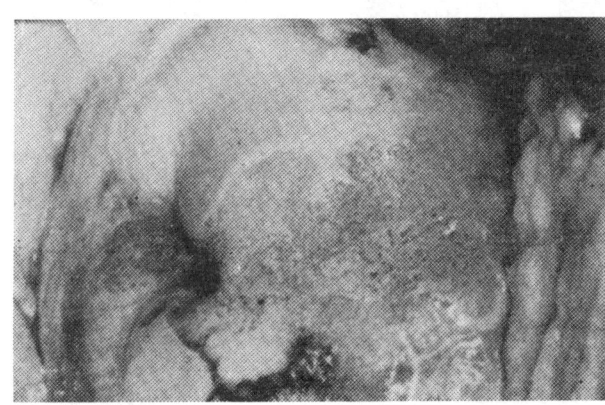

콜포스코프로 보면
분명한 암성의
변화를 광범위에
볼 수 있다.

한다. 박사가 이 연구의 첫 보고를 한 것은 1941년이었다. 그리고 토라우
토 박사와 함께 책을 출판한 것은 그 2년 후였다. 파파니콜라우 박사의
연구가 곧 받아들여진 것이 아니고, 상당히 오랫 동안 반대론자가 있어서
실제로 급속히 발달하게 된 때는 1950년 전후이다.

콜포스카피

자궁의 입구 부근에 많이 발생한 부위가 있어도 초기에는 상당히 육안

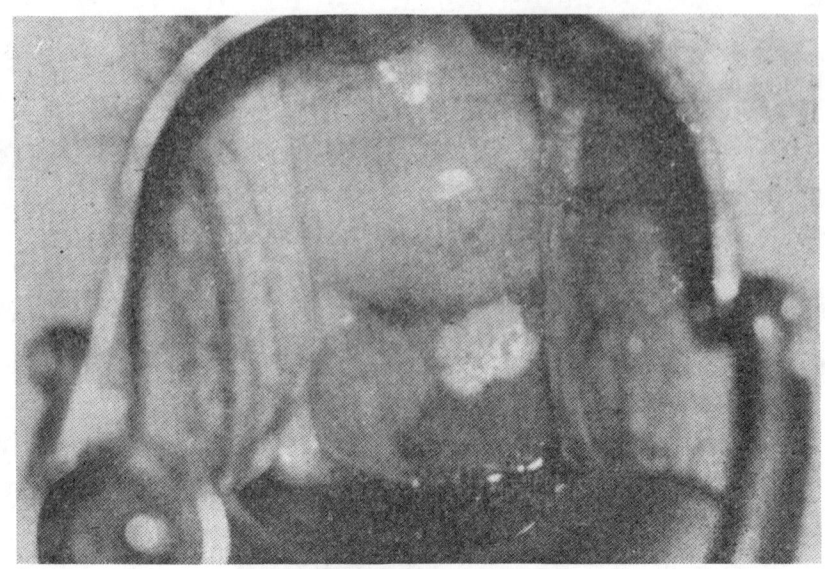

자궁질부에 후순에 볼 수 있는 작은 흰 반점

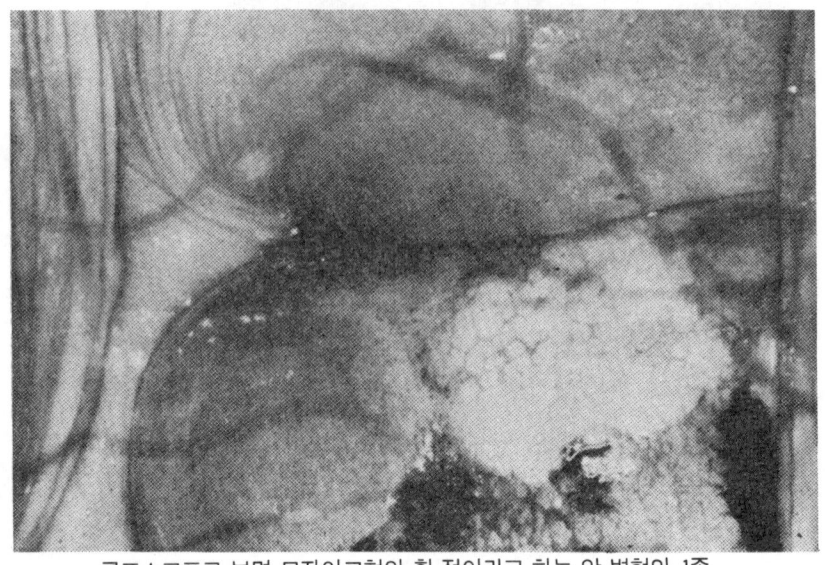

콜포스코프로 보면 모자이크형의 흰 점이라고 하는 암 병형의 1종

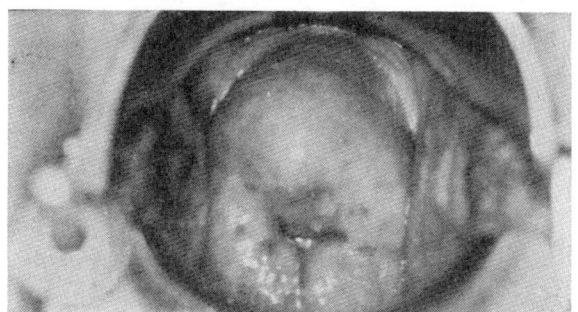

육안으로는 현저한 변화가 없다.

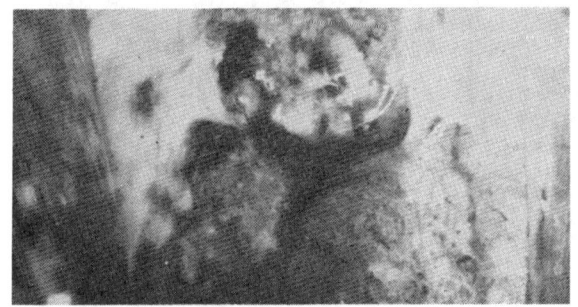

콜포스코프로 보면 현저한 변화가 있다. 초기암의 예

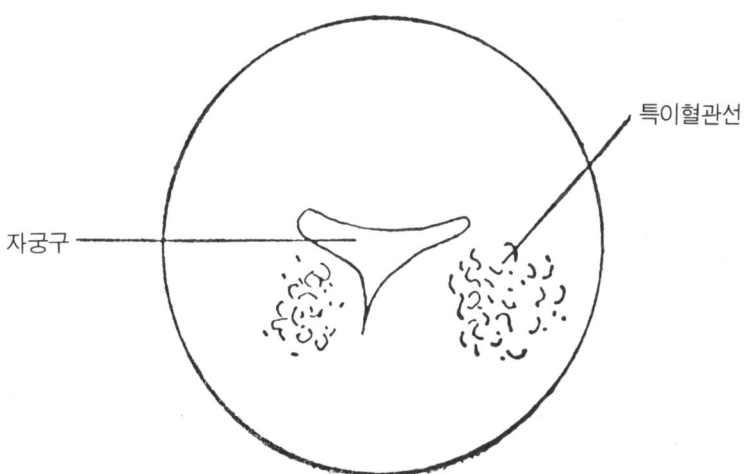

특이혈관선

자궁구

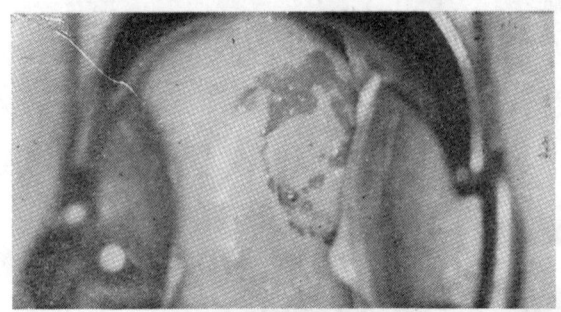

육안으로 출혈반을 볼 수 있다.

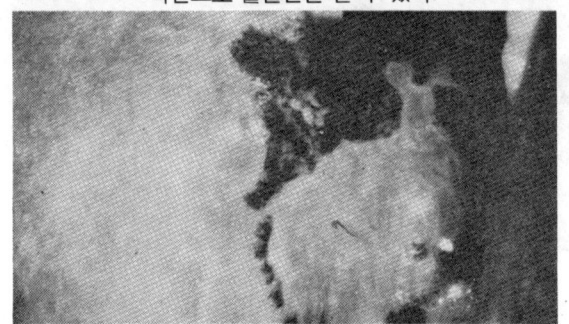

콜포스코프로 보면 초기암에 특유한 모세혈관을 알 수 있다.

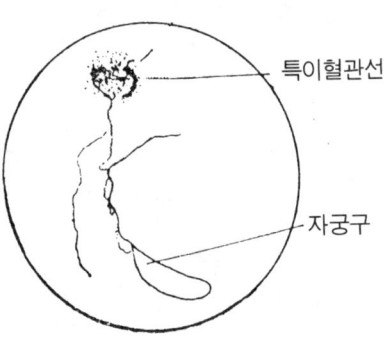

특이혈관선

자궁구

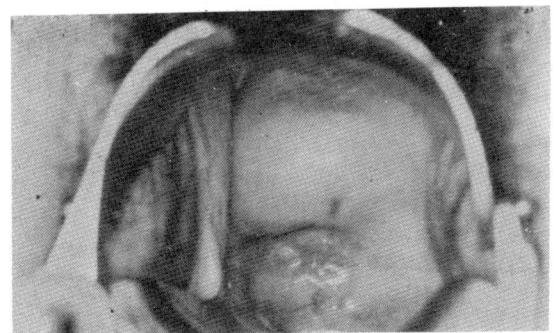

육안적으로 본 작은 미란

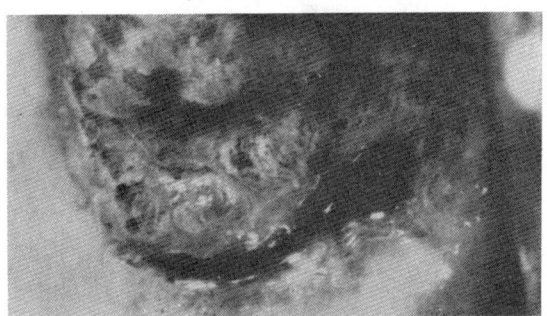

콜포스코프로 초기의 특유한 모습을 볼 수 있다.

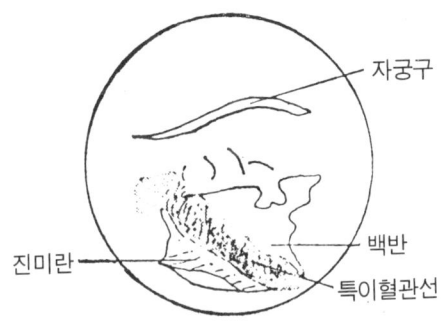

112

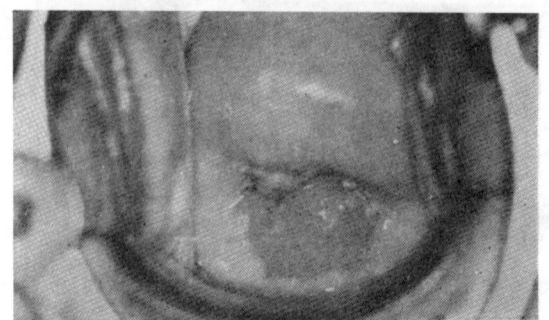

육안으로 질부후순에 미란을 본다.

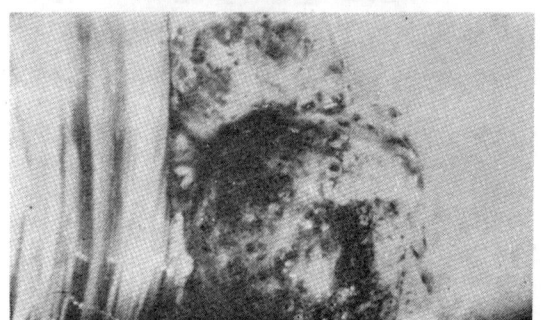

콜포스코프로 본 초기암의 모습

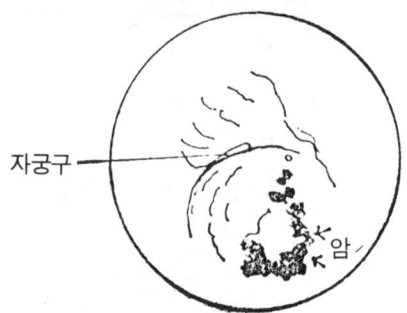

자궁구

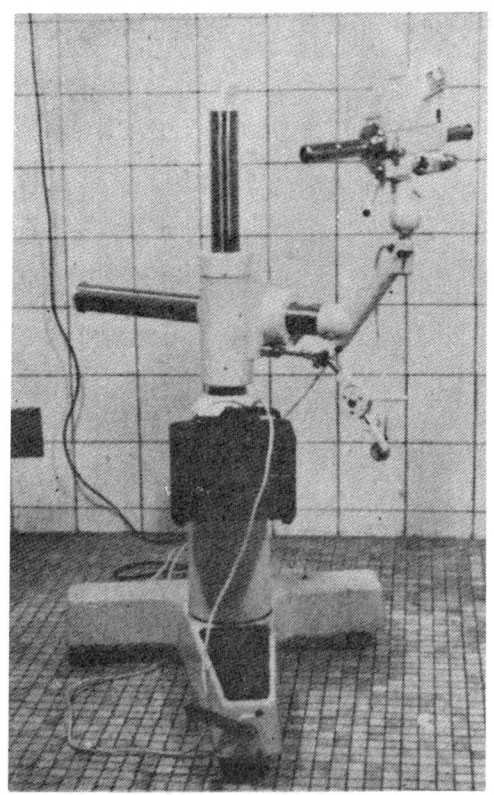

빈 대학의 콜포미크로스코프

적으로는 알기 어려우므로 확대해서 관찰하는 방법이 연구되었다.

이 방법은 질의 확대경 검사(기계를 콜포스코프, 그 검사 방법을 콜포스카피라고 한다)로 1925년에 독일의 힌제르만 박사가 만들어 실시한 방법이다. 그러나 이 방법이 널리 보급되게 된 것은 비교적 근년의 일이다.

콜포스카피의 발달과 보급은 세포 진찰의 출현에 자극을 받았다고 말할 수 있다. 왜냐 하면, 세포 진찰로 암으로 의심되는 세포를 발견했을 경우, 도대체 어디에 병변이 있는지, 그것을 알기 위해서 육안으로는 알 수 없는 듯한 작은 부위를 찾아 내는 방법으로 이 방법이 재확인되어 왔다.

이 기계는 특수한 쌍안경으로 10배, 20배, 혹은 그 이상으로 확대해서 자궁구 주변을 빈틈없이 관찰한다. 그렇게 하면, 육안으로 보기 힘든 모세 혈관의 이상이나, 백반이라고 하는 변화와 그 외 여러 가지 변화가 발견된다. 특히 검사 때, 2%의 초산액으로 점액을 닦아내고 녹색의 필터를 걸어서 보면 미세한 부분이 한층 더 확실히 보인다. 우리들은 이 방법에 의해 정상적인 것, 이상한 것을, 분류한다. 이 방법은 그것만으로 암의 유무를 결정하는 방법이 아니고, 수상한 부위를 가려낼 수 있다고 하는 의미에서 중요하다.

이 때문에 세포 진찰과 콜포스카피와의 병용이 선별 수단으로써 서로 장단점을 보완할 수 있다. 콜포스카피에 의해 의심스러운 부위가 있었을 경우 그 부위로부터 조직을 떼어서 검사한다. 이것을 '목표 절제'라고 한다. 조직 진단을 정확히 하는 유력한 수단이다.

그러나 콜포스카피는 만능이 아니다. 초기암이 발생하는 곳이 주로 원주상피 쪽에 있음을 앞에서 서술했지만 그 이유로 인해 편평상피와 원주상피와의 경계부가 자궁구 가까이 또는 그 안쪽에 있는 경우에서는 초기암은 경관내에 한정되기 때문에 그런 경우는 콜포스카피가 도움이 되지 않는다. 이렇게 유용한 무기도 사용할 수 있는 한도가 있다고 하는 점을 충분히 염두에 두어야 한다.

콜포미크로스카피

빈 대학의 안토안 교수와 그륜베르거 박사에 의해 완성된 방법으로 콜포스카피가 10배 내외의 확대인 것에 반해, 100~200배로 확대해서 직접 생체에서 세포를 관찰하려고 시험한 것이 이 방법이다.

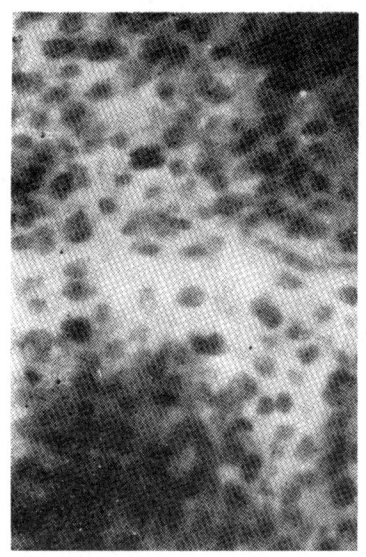
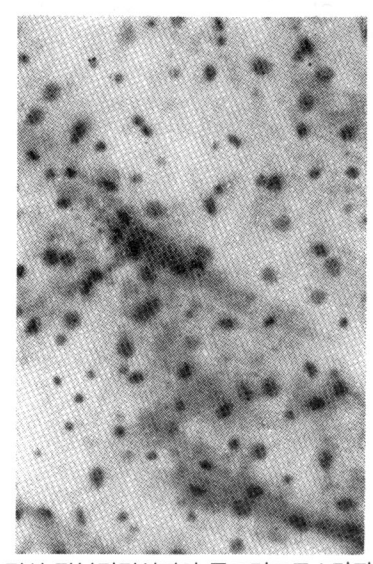

콜포미크로스카피로 본 상피내암　정상 질부편평상피의 콜포미크로스카피의
소견

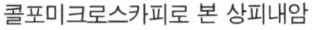

확실히, 이 방법으로 악성인지 어떤지의 판정을 상당히 알 수 있는
경우도 많지만, 일상의 임상 검사에는 이용할 수 없다.

이상의 여러 가지 수단으로 병변을 파악해서 상당히 자세하게 알 수
있게 되었지만, 각각 장점과 단점이 있기 때문에 병용해서 1례도 놓치는
일이 없도록 해야 한다.

이러한 방법은 의심스러운 것을 가려내는 것으로 이것으로 결정 진단을
내리는 것은 아니기 때문에 조금이라도 이상이 있으면 정밀 검사를 한
다. 그런 의미에서 선별(스크리닝) 진단이라고 말할 수 있다.

확정 진단

암 진단을 최종적으로 결정하기 위해서는 조직 진단을 해야 한다. 우리
들은 선별 방법으로 파악된 것만으로 곧 수술이나 방사선 치료를 하지는
않는다. 본태(本態)를 확인해야 하기 때문이다.

조직 조각의 채취법

다행히 자궁 질부에서 조직 진단을 위해 작은 부분을 절제해도 거의 통증이 없기 때문에 마취가 필요 없는 것이 보통이다. 조직 조각을 떼어낸 사실을 깨닫기 전에 채취가 끝나는 경우가 많다. 시험 절제는 입원하지 않고, 외래로 실시할 수 있다.

이것은 특수한 절제를 위한 겸자를 사용하여 의심이 가는 부분을 겨냥하고 절제한다. 콜포스코프의 가이드에 따라서 실시하면 더욱 정확하다. 메스로 소부분을 절제하는 경우도 있다.

조각을 떼낸 후, 출혈이 있지만 조직 검사를 위한 소절제에서는 대부분의 경우, 하루 정도 가제를 넣고 압박해 두면 피가 멈춘다. 가제에 의한 압박만으로 부족할 때에는 1바늘이나 2바늘 꿰매는 경우도 있다. 어쨌든 걱정할 정도의 일은 없다. 다만, 자궁질부의 조직 검사와 달리 자궁 내막의 조직 검사를 위해서는 내막 소파에 의해 내막을 제거해야 한다.

출산을 경험한 적이 있는 여성의 경우에는 거의 고통 없이 용이하게 할 수 있지만, 출산 경험이 없는 여성이나 신경이 과민한 여성의 경우에는 국소, 또는 전신 마취가 필요한 경우가 있기 때문에 조금 까다롭다.

그러나 우리들 전문의의 입장에서 말하자면, 매우 간단한 조직의 검사에 불과하다. 경관 내막의 소파는 더욱 쉽게 할 수 있다.

□조직 진단

조각이 현미경의 표본으로 만들어질 때까지는 특수한 몇 가지의 복잡한 처리를 한다. 그리고 수미크론이라고 하는 매우 얇은 두께의 표본으로 만들어진다. 그것이 목적에 따라 몇 가지의 염색법이 실시된 후에 현미경의 표본이 완성된다. 이 검사는 의사 자신이 실시하는 경우도 있지만, 대부분의 경우 익숙한 기술원이 한다. 완성된 표본을 검사하는 것은 병리

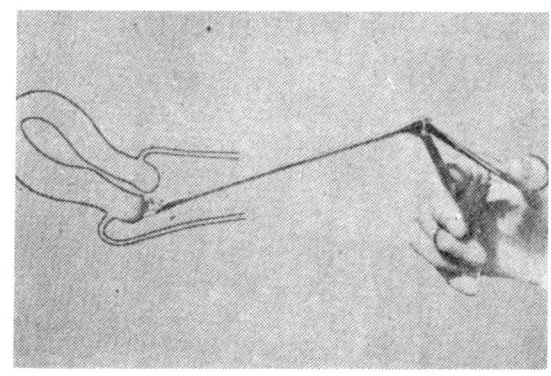

조직진사절제

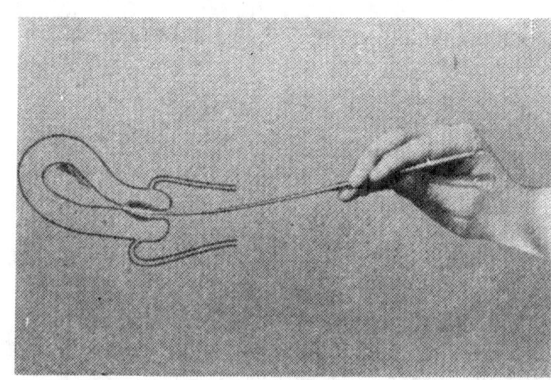

체부암이나 경관암을
발견하기 위한 진사, 소파

학자의 담당이다. 그것을 조사한 결과, 의사와 의견 교환이 이루어진다.

암이 있는지 어떤지, 또한 암으로 인정되었다면 이미 침윤하고 있는 암인지, 혹은 상피내암의 상태인지 등에 관해서 조직학적 진단이 내려진다. 암에는 편평상피암, 선암 등 한마디로 암이라고 해도 병리조직학적으로는 매우 종류가 다른 암 조직이 있다. 림프관 속에 침입해 있는 것이 발견되거나 혈관에 침입해 있는 것이 발견되기도 한다. 조직학적으로 악성도가 강하다든가, 약하든가 하는 것도 의견으로 덧붙여진다. 경우에 따라서는 방사선에 감수성이 약할 것이라고 추측되고 또는 그 반대인

정상적인 점막(편평상피)과 상피내암과의 비교

• 정상편평상피

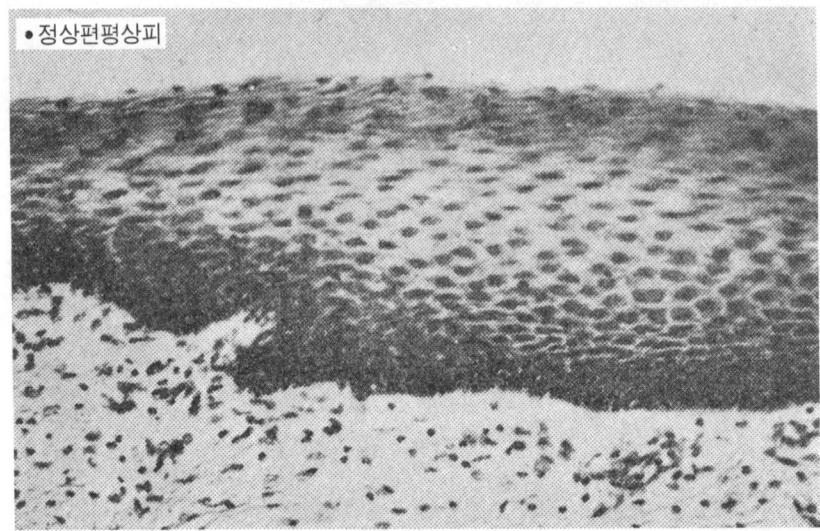

최하층에 어린 세포가 있고, 위로 감에 따라서 점점 편평한 성숙한 세포가 순서있게 쌓여 있다. 최표층부터 때가 되어 탈락한다.

• 상피내암

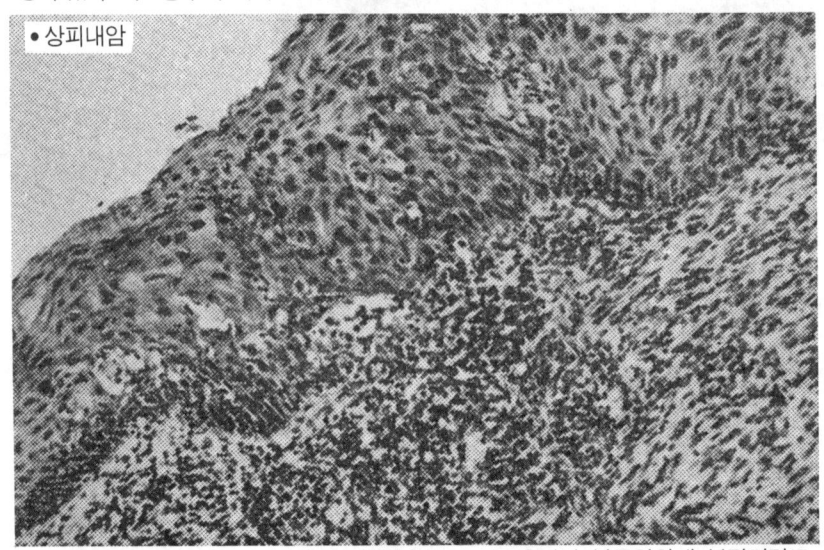

모양도 크기도 가지각색의 세포가 최하층부터 최표층까지 불규칙하게 북적거리고 있다. 세포핵(검은 점)의 모양, 크기의 부동성이 특히 현저하다.

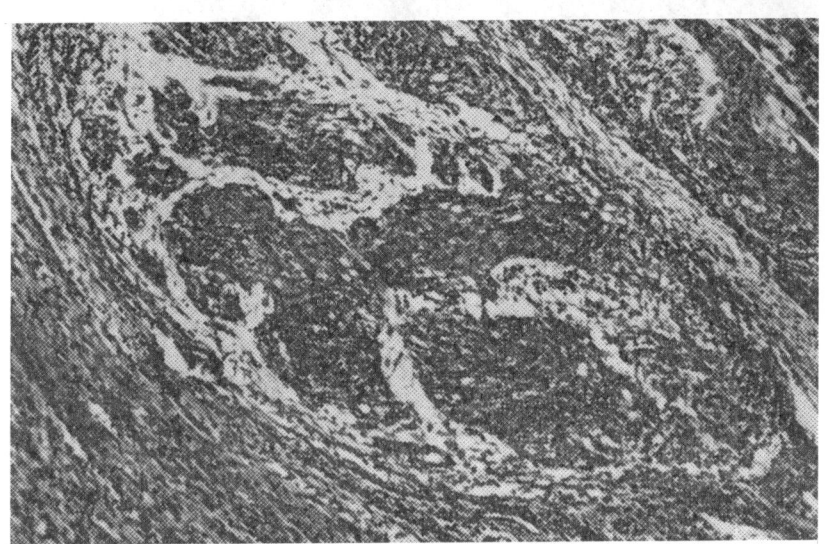

더욱 진행한 암
근층내에 침윤해서 발육하고 있다.

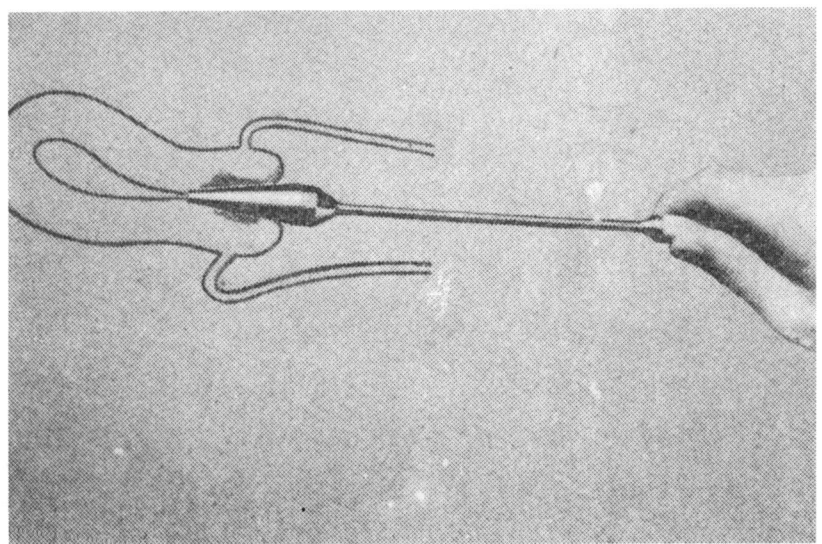

경관점막의 원추 절제

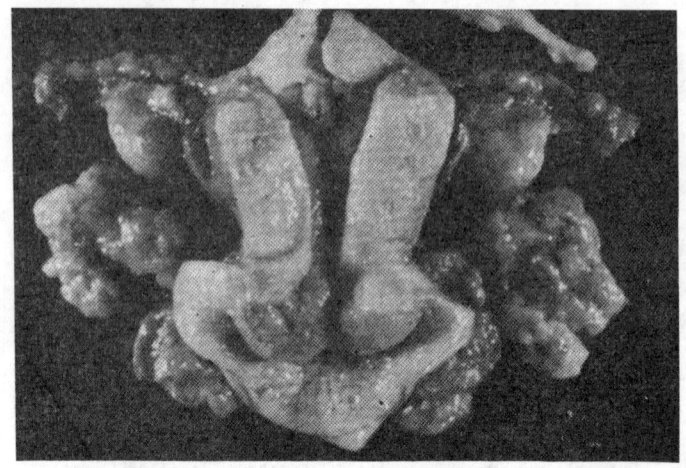

질부암

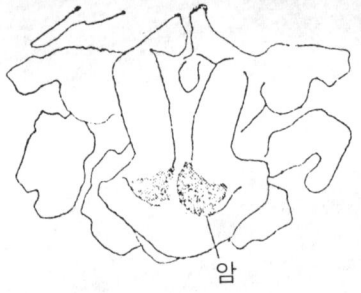

암

경우가 있다.

이 때문에 조직 진단은 암의 유무, 침윤의 유무 이 외에 바람직한 치료 방법을 제시하기도 한다.

때로는 임상에서는 분명히 암이라고 생각되고 있어도, 조직 검사에는 암이 발견되지 않는 경우가 있다. 이런 경우에는 임상의와 병리학자의 의견 교환에 의해 다시 검사가 반복되기도 한다. 그 결과, 확실히 암이 증명되는 경우도 있고, 이것과 반대로 임상에서는 암인 것 같았으나, 다른 병으로 확인되는 경우도 있다. 이것으로 조직 진단의 중요성을 알 수 있다.

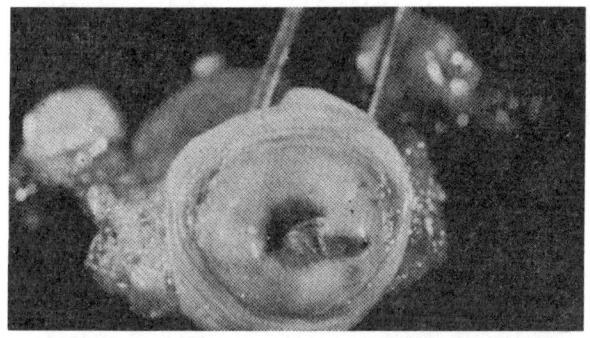

경암(순경관형) 암
질부를 밖에서 봐도
거의 변화는 없지만,

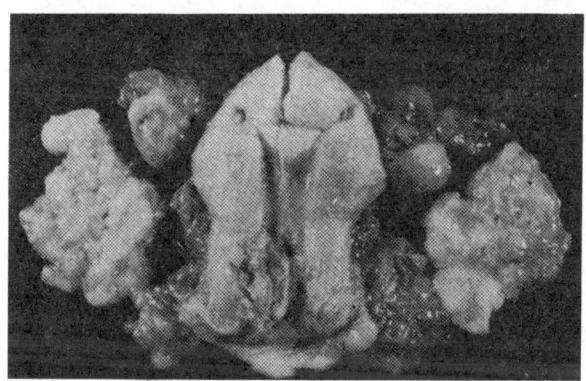

열어 보면 경관에
암이 발육하고 있다.

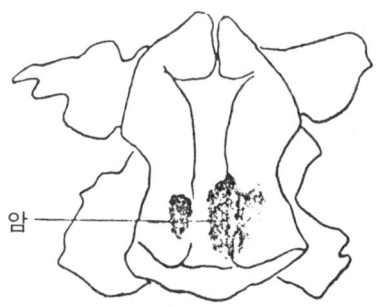

암

원추 절제 진단

초기 경암의 진단에 대해서 원추 절제라는 것이 있다. 조직 진단의 처음에는 이상하다고 생각되는 부분을 소부분만 절제하지만, 그 조각의 조직 검사에서 상피내암의 상태가 아닐까 의심될 때에는 더욱 자세히 검사해야 한다. 그 경우에 원추 절제를 실시한다. 또한, 세포 진단에서 양성이지만, 자궁질부를 콜포스코프로 잘 봐도 전혀 변화를 볼 수 없는 경우, 원쪽 절제에 의해 조직 검사를 하는 경우가 있다.

이것은 외자궁구를 포함해서 경관에 걸쳐 쐐기 모양으로 원추상으로 절제하고, 떼낸 조직을 전개해서 표본을 만들어 철저하게 조직 검사를 하는 방법이다. 여기에는 충분한 관찰이 필요하기 때문에 입원을 해야 한다.

이 표본 검사는 상당히 힘들지만 이와 같이 철저한 검사를 실시하면 상피내암이라고 하는 첫 진단이 어떤 것인지, 완전히 그 실체를 구명(究明)할 수 있다.

예를 들면, ① 소부분의 조각으로는 상피내암이라고 생각되었지만, 원추 절제 진단에서는 양성의 이형 상피라고 하는 것임을 알고, 방치해 두어도 별 지장 없는 경우, ② 원추 절제로 분명하게 상피내암이라고 확정할 수 있는 경우, ③ 원추 절제 표본에는 이미 침윤을 보이고 있는 암을 증명하는 경우 등을 확실히 알 수 있다.

이와 같이 해서, 임상적, 병리조직학적 진단이 결정되고, 그것에 따라서 올바른 처치 방법이 결정된다.

임상 진행기의 진단

'선별 진단'에 이어서 조직학적 진단에서 암이 확정됐을 경우에, 우리들은 다시 어느 정도의 진행 상태인지를 알 필요가 있다.

제0기, 즉 상피내암의 진단은 최초의 조직 진단부터 원추 절제에 의한 정밀한 조직 검사로 확립된다.

제1기부터 제4기의 진단에는 몇 가지의 방법이 취해진다. 우선, 내진과 시진(콜포스카피도 포함해서)이 필요하고, 암이 자궁질부에서 모란채 모양으로 바깥쪽으로 발육해 있는지, 또는 궤양이 되고 있는지, 혹은 암이 주로 경관쪽에서 증식하고 있는지, 때로는 경관이 분화구상으로 파괴되어 있는 지 알아본다. 이와 같은 암 증식의 상황을 만지거나 봄으로써 알 수 있다. 또한 질로의 침윤의 유무와 그 정도를 안다.

다음에 직장 진단을 실시한다. 항문부터 진찰한다. 이렇게 함으로써 자궁방결합직으로의 침윤이 있는지, 있으면 어느 정도인지를 알 수 있다. 이것은 생략할 수 있는 진찰법이다. 자궁방결합직으로의 침윤이 심해져서 골반벽에 딱딱하게 붙어 있는지 어떤지에 대해서는 직장 진단에 의존해야 한다.

자궁방결합직에 있는 림프절 전이라고 상상되는 종기도, 직장 진단에 의해서만 만질 수 있다.

직장 점막에 미치는 침윤이 있으면 직장경으로 잘 확인하고, 또한 그 부분의 조직 검사도 겸해서 실시함으로써 확인할 수 있다.

중요한 빼놓을 수 없는 특수 검사법의 하나로 방광경 검사가 있다. 이 검사에 의해, 암이 방광으로 침입되었는지 어떤지를 알 수 있다. 또한, 암의 자궁방결합직 침윤에 의해 요관이 압박당해서 그 쪽의 신장 기능에 장해가 일어나는 경우가 흔히 있다. 그 상태의 유무를 알아 두는 것은 치료에도 그 후의 경우에 대해서도 중요하다. 이것도 방광경 검사에 따라서 색소배설 시험이나 X선 사진을 촬영(신우, 요관, 방관 촬영)함으로써 확인할 수 있다.

암이 골반내에만 머물러 있는지 어떤지에 대한 진단은 반드시 쉽지는 않다. 정도가 가벼운 듯이 보여도 원격 전이가 있는 경우가 있다. 원격 전이의 유무는 중대한 문제이기 때문에 가능한 한 검사를 해 본다.

우선, 혈액 검사를 해서 이상한 빈혈이나 혈침의 항진 유무를 알아 본다. 폐의 X선 검사도 빼 놓을 수 없다. 원격 전이가 폐에 있는지 어떤지를 보아 두어야 한다. 목 주변의 림프절이 부어서 커져 있는지 어떤지를 조사한다. 특히 좌측(월효절)에 전이가 생기는 경우가 우선 좀더 많기 때문에 만일 부어서 커져 있는 림프절이 있으면, 추출하여 조직 검사를 해서 암의 전이인지 조사한다. 상당히 커져 있는 림프절이 만졌을 뿐으로 암의 전이일 것이라고 생각할 수 있는데, 추출해서 조사해 보면 사실은 전혀 그렇지 않고 단순한 염증에 의한 림프절의 부종이거나 결핵에 의한 것일 경우가 있다. 따라서 반드시 조직 검사를 해 둘 필요가 있다.

또한 전신의 신체 검사를 실시한다. 예를 들면, 간장 비대가 있는지 어떤지를 보거나 뼈에 이상이 없는지, 부종이 없는지 등을 조사한다. 필요에 따라서 뼈의 X선 검사를 한다. 척추뼈에 암의 침윤이 보이는 경우가 있다. 골반이 암으로 무너져 있는 경우도 있다. 수족의 뼈나 늑골, 때로는 두개골에도 암 전이가 있다. 이것은 드문 현상이다. 그러나 일단 조사해 두어야 안심할 수 있다.

혈액중에 암 세포를 발견하는 경우가 있다. 이것은 매우 놀랄만한 일이지만, 초기라도 혈액중에 암 세포가 증명되는 경우가 있다. 가령 혈중에 암 세포와 같은 것이 발견되었다고 해도 국소를 치료함으로써 조치하는 경우가 가끔 있기 때문에 원격 전이를 예언하는 것이라고는 말할 수 없다. 이상과 같이 몇 단계에 걸치는 임상 검사에 의해 종합된 자료를 기초로 해서 진행기의 판정을 한다.

추적 진단

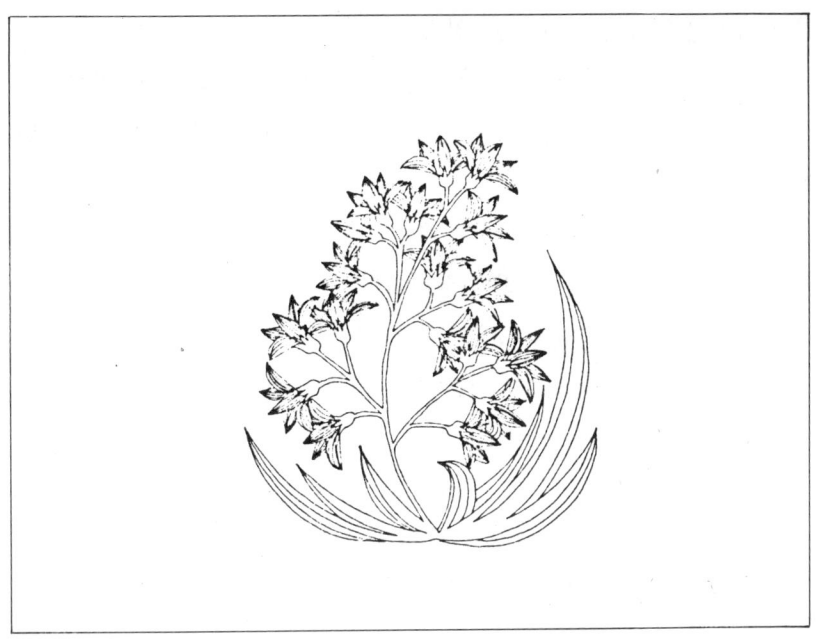

이것은 내가 특히 강조하고 싶은 점이다. 1회의 건강 진단으로 암이 없다든가, 조금 이상하지만 확인을 할 수 없는 것 같은 경우, 몇 년 방치해 두면 도움이 되지 않는다. 그래서 일정 기간을 두고, 시간적인 추이에 따라서 일련의 진단을 한다.

어느 경우에는 처음에는 아무것도 아닌데, 차츰 증상이 나타나서 이윽고 확실해진 것을 파악하는 경우가 있다. 또는 세포 진단에서 수상한 세포를 발견하고, 조직 진단에서는 아무렇지도 않았던 것이 수 년간의 추측 (동적) 건강 진단에 의해 상피내암으로 이행한 것이 파악된 경우도 있다. 이것과는 반대로 매우 이상한 상피의 추적 진단 결과, 차츰 가라앉아서 이윽고 소실하여 원래의 증상이 결과적으로 보아 양성 성격의 것이었다고 하는 경우가 있다. 이 추적 진단에 의해 가장 정확한 판정을 시기를 거쳐 확인하고, 그 때문에 올바른 처치를 할 수 있는 것으로, 소위 과부족

없는 적절한 치료를 실시할 수 있다.

많은 사람들은 한번 병원을 찾아 한번 검사를 하면 그것으로 만사 OK 라고 생각하고 있는 경향이 있는데 암의 유무에 대한 검사에는 추적 진단 이 중요하다.

이상한 근거가 있어서 실시하는 추적 진단은 그 상황에 따라서 1주일이 나 2주일 혹은 1개월에 한 번씩 실시한다.

각종 검사가 양성이었을 경우의 추적 진단의 간격은 6개월에 한 번씩이 라고 생각해 두어도 좋다. 이 점을 잘 이해해 두고 의사에게 잘 연락해서 몸을 지키도록 해 주길 바란다.

이상 서술했듯이 자궁암의 진단은 본인이 자각하고 건강 진단을 받으면 조기 발견이 가능하다. 그리고 자궁암에 의한 사망은 없어져서 암을 두려 워한 시대는 꿈 같은 이야기가 될 것이다.

이것은 마음가짐 하나로 실현할 수 있다고 하는 점을 반복해서 서술해 둔다.

□경암과 혼동하기 쉬운 병

경암의 초기에는 거의 특유한 징후가 없지만, 소량의 출혈이나 대하의 증가 등은 초기 중에도 나타나는 증상이다.

그래서 대하가 늘어나거나 게다가 유색이거나 또는 출혈이 있으면 암에 걸린 것이 아닐까 걱정하는 사람이 많다고 생각한다.

그러나 그런 일이 있어도 반드시 암이라고는 할 수 없다. 아니, 오히려 암이 아닌 경우 쪽이 많다. 경암은 그런 호소를 두고 내원하는 여성 중, 10명에 1명 있을까 말까 하는 정도의 것이다. 따라서 무턱대고 걱정할 필요는 없다. 경암과 혼동하기 쉬운 병에는 다음과 같은 것이 있다.

토리코모나스 질염

토리코모나스라고 하는 원충에 의해 일어나는 질의 염증이다. 이 염증이 일어나면 노란 색을 띤 대하가 증가한다. 질은 충혈되고 이윽고 출혈이 일어나 대하에 피가 섞여 나오는 경우가 있다.

매우 많은 여성이 토리코모나스 질염을 암이 아닐까 라고 걱정하고 진찰을 받는다.

이 병은 암과는 근본적으로 다른 병으로, 약으로 치료할 수 있는 성질의 것이다. 또 주의해야 할 점은 암과 토리코모나스 질염이 동시에 존재하는 경우가 있는 점이다.

진찰 결과, 토리코모나스 질염 뿐만 아니라, 특수한 병변이 있으면 자세히 검사해서 암인지 아닌지를 확인한다. 또한, 토리코모나스 감염이 자극이 되어 암을 유발시킬지도 모른다고 생각하고 있는 학자도 있다.

어쨌든 토리코모나스 그 자체가 암과 비슷한 증상을 일으키기 때문에 빨리 치료하는 것이 가장 좋다. 토리코모나스 질염은 재발하기 쉬우므로 가끔 건강 진단을 받도록 한다.

경관 폴립

이것은 경관의 점막이 쌀알 크기 또는 그 이상 크기의 늘어짐을 만드는 상태이다. 이런 폴립의 표면이 찢어져서 출혈하는 경우가 있다. 그래서 암이 아닐까 라고 놀라서 병원을 찾는 여성이 많다.

자궁 체부의 내막에도 폴립이 발생해서 같은 상태를 일으키는 경우가 있다. 경관 폴립은 비틀어서 떼어 버리면 그것으로 끝나는 간단한 병이다. 태산명동(泰山鳴動)에 폴립 1개라고 하는 경우가 있다.

그러나 예외로 폴립 형태를 취한 암도 있기 때문에 떼어낸 폴립은 반드시 조직 검사를 받고 확실히 악성이 아님을 확인해야 한다.

자궁 질부 미란

이것은 가장 많은 병이다. 여성의 대다수는 많건 적건 질부에 미란이 있다.

그 미란이 있는 면이 특히 염증 등에 의해 출혈하기 쉽게 되어 있거나 분비가 많아져 있는 경우가 있다. 이것은 정밀 검사에 의해 암이 아님을 확인할 수 있다.

자궁 근종

이것은 자궁에 생기는 종류(腫瘤)이지만 악성병은 아니다.

근종이 특히 내막쪽으로 내밀어 오는 것 같은 모양을 취하고 있으면 부정출혈이나 과다 월경이 일어나기 때문에 암을 걱정하는 경우가 있다.

근종 그 자체는 악성이 아니더라도 그 크기나 발육 상태에 따라서 수술하는 편이 좋은 경우가 많다.

유산

유산과 암이 관계가 없다는 사실은 누구나 알고 있다. 그러나 부정출혈이 유산에 의한 것이라고 하는 사실을 깨닫지 못하고 암 연구 센터에 나타나는 여성이 의외로 많다. 유산이라는 말을 듣고, 놀라거나 안심하거나 한다.

메트로파티

이것은 난소의 기능 실조에 의해 일어나는 내막에서 출혈하는 병이다.

갱년기에 가까운 여성이나 젊은 부인에게 볼 수 있는 경우가 많다.

이것도 부정 출혈이 계속되기 때문에 암이 아닐가 걱정한다. 메트로파티와 자궁 체암과는 약간 관계가 있다고 하는 사실을 부정할 수는 없지

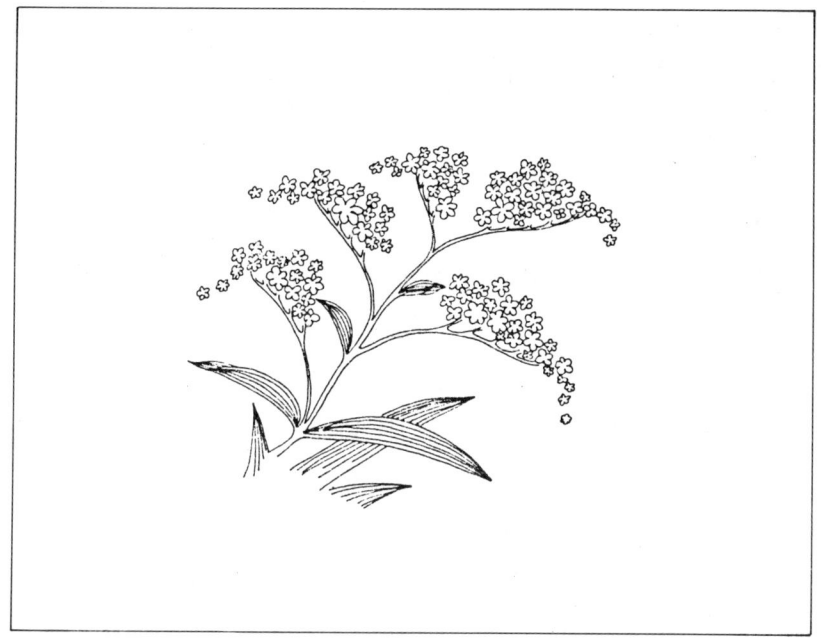

만, 메트로파티 그 자체는 암이 아니다.

노인성 질염

주로 갱년기 전후 및 그 이후의 노인에게 일어나는 병이다.

이것은 난포 호르몬이 결핍되기 때문에 질점막이 위축해서 약해지고 출혈 얼룩이 있게 된다. 이 때문에 대하가 색을 띠게 된다. 성교시에 출혈도 일어난다. 전문가가 보면 곧 암이 아님을 알 수 있다. 적당한 호르몬 요법으로 증상은 곧 가라앉는다.

그 밖의 병

앞에 서술한 병 외에, 각종의 원인에 의해 경관 카타르가 일어나서 대하가 늘어나거나 때로는 출혈이 되는 경우가 있다. 그런 병은 일일이 서술할 수 없을 만큼 많다.

그러나 모두 암과는 달라서 원인에 따라 치료하면 용이하게 치료할 수 있는 병들이다.

조심 우선으로

대하나 출혈이 있었다고 해서 곧 암이라고 생각하고 쓸데없는 걱정을 할 필요가 없음을 알고 있으리라고 생각한다.

그러나 어쨌든 전문의의 진단을 받는다. 그렇게 하면 원인을 알 수 있어 걱정은 한꺼번에 없어져 버릴 것이다. 반드시 암은 아니기 때문에 조금 더 상황을 보고 나서 하자고 생각하는 것은 당치도 않다. 어쩌면 암의 초기일지도 모르기 때문에 가령 암이었다면 초기이기 때문에 근치시키는 일은 쉽다.

암에 대해서는 두려워하거나 얕보지 말고 정면으로 맞서야 한다. 그것이 현대에 있어서의 가장 현명한 마음 가짐이다.

암은 부끄러운 병이 아니다. 망설일 필요가 없다.

□경암 치료의 오늘과 옛날

현재의 경암 치료법을 서술하기 전에 옛날에는 어떻게 치료했는지, 뒤돌아 보는 것도 흥미가 있을 것이다. 옛날부터 자궁암은 있었는데 그것은 불치병이라고 여겨지고 있었다. 그러나 어쨌든 생긴 암에 대해서 어떻게든 치료하고자 하였다.

원시적이고 잔혹한 시대

수술이 발달하기 이전에는 약을 발라서 암 조직이 무너지기를 기대한 적도 있었다. 또한 철봉을 구워서 붉어진 것을 암에 대고 태우는 것이 유일한 치료법이었던 사례도 있다. 지금 생각하면 오싹하기 그지없는 지독한 일이다.

구운 막대를 대면 '찌——익'하고 소리가 나면서 연기가 올라가고 매우 지독한 악취가 떠돌았다. 옛날의 치료에는 마취도 없었다. 태우는 것 외에는 아무런 치료 방법이 없었기 때문에 대다수가 치료되지 못한 채 죽었다. 다만, 매우 초기의 경우라면 드물게 치료되었을지도 모른다. 그러나 매우 무서운 치료법이라고 말하지 않을 수 없다.

수술의 발달

그 사이에 메스를 이용하여 암이 있는 부분만을 도려내는 방법이 시도되었다. 이것도 드물게는 치료되는 경우가 있었겠지만, 잘라도 잘라도 암이 생겨서 죽는 경우가 보통이었다.

이윽고 자궁을 전부 제거하면 암이 치료될 가능성이 있음을 생각하고 마취법이 연구되었고, 독일의 체르니 박사가 1878년 8월에 질쪽에서 자궁을 적제(摘除)하는 데에 성공했다. 이것은 당시로서는 매우 획기적인 일이었다. 이것보다도 7개월 정도 빨리 같은 해 1월에 독일의 프로인트 박사가 개복한 자궁을 적제하는 방법을 완성했다.

그 이후 잠시 동안은 질식(腟式)으로 제거하느냐, 개복해서 제거하느냐라고 하는 점이 논쟁이 되었지만, 그 당시는 소독법이 아직 발달해 있지 않았고, 마취법도 오늘날과 같지 않았기 때문에 개복하면 그 사실만으로 수술사하는 것이 과반수를 차지했기 때문에 당분간 질식으로 수술을 하는 안전성 있는 방법이 취해지고 있었다.

그 당시의 자궁 적제(摘除)는 자궁안을 제거하는 단순 자궁전적제술로써 암이 퍼져 가는 주위의 조직을 전부 제거하는 것이 아니기 때문에

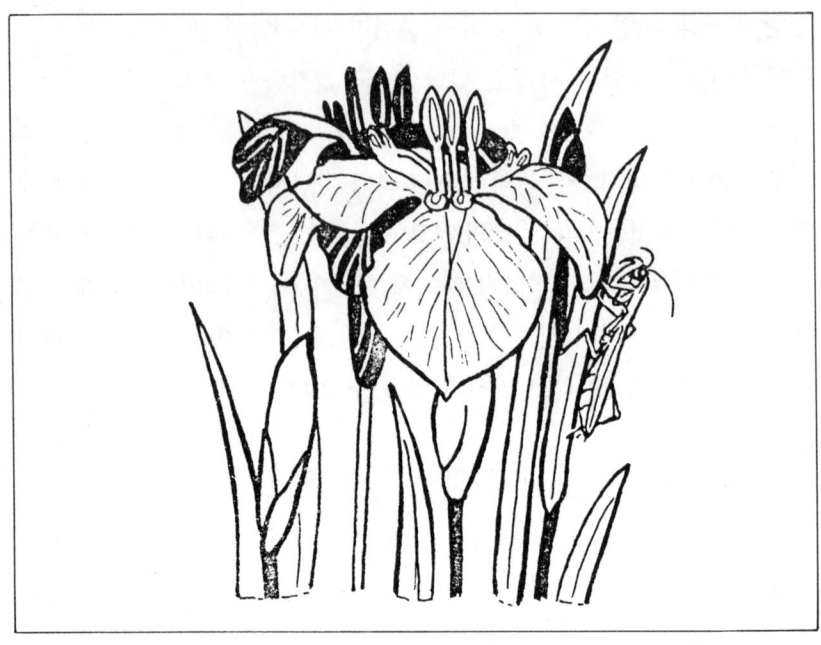

암의 치유율은 낮았다.

그래도 철봉으로 태우는 원시적인 처치에 비교하면 상당히 진보한 것이었다.

단순 적제만으로는 치료 효과가 좋지 않았다. 암 세포는 자궁 주위의 조직, 즉 자궁방결합직을 통해서 주위로 퍼져 가고, 더욱 골반 속에 있는 림프절로 전이하는 경우가 있기 때문이다. 이 때문에 자궁만을 제거해도 암이 그 뒤에 재발하는 경우가 있다고 하는 사실이 분명해졌다.

근치 수술의 기본

우리들이 잊을 수 없는 자궁 경암 치료의 대은인의 한사람은 빈 대학의 웰트하임 교수이다. 그는 1901년에 처음으로 자궁을 주위 조직과 함께 일괄해서 적제하는 개복 수술에 성공했다.

이 수술의 수술 방법은 그로부터 10년간의 연구를 거쳐서 완성되었고 웰트하임 씨 수술이라고 한다. 현대의 경암 근치 수술의 본격적인 기본이 되었다.

한편, 1902년 같은 빈 대학의 샤우터 교수는 질식으로 자궁 주위를 포함해서 적출하는 방법에 성공했다. 이 방법은 샤우터 씨 수술이라고 불리게 되었다. 이와 같이, 자궁 뿐만 아니라 그 주위의 조직을 포함해서 적출하는 것을 광범성 자궁전적제술이라고 부르고 있다.

복식이 좋으냐, 질식이 좋으냐의 논쟁은 그 후 한없이 계속되었지만 복식으로 수술하면 골반내의 림프절을 완전히 깨끗하게 제거하는 것(곽청)이 용이하기 때문에 최근에 와서는 거의 복식광범자궁전적제술이 채용되고 있다. 단, 질식으로 실시할 경우에는 골반 림프절 곽청(郭淸)을 실시한 후에, 질식 수술을 병용하는 학자도 있다.

웰트하임 교수의 광범성 근치 수술이 완성된 후, 더욱 그 수술 방법의 안전성과 확실성이 검토되어 빈의 라츠코, 미국에서는 메이구스 교수가 웰트하임 수술 방법을 개량해서 메이구스 수술 방법이라고 칭하고 있다. 어쨌든, 수술에 관한 최종적인 기본 수술 방법이 된 사실은 분명하고 자궁 경암의 수술 요법은 이 수술 방법으로 본격적인 단계에 들어갔다고 말해도 좋다.

미국의 프란슈이그 박사는 자궁암이 매우 진행한 것 혹은 방사선 치료 후 재발한 것을 방광이나 직장까지도 함께, 골반의 장기 전부를 떼어버리는 방법을 시작했지만, 이것은 다른 문제이다.

방사선에 의한 치료

그러던 중 떼어 내는 방법이 아닌 다른 치료법이 출현하였다. 그것은 인류에게 있어서 매우 경탄할 만한 사건이었다.

1895년에 독일의 뢴트겐 교수에 의해 X선이 발견되었고, 1898년에 파리에서는 퀴리 부인에 의해 라듐이 발견되었다. 이 방사선이 발견된 사실이 인류 생활에 대해서 근본적인 변혁을 강요하는 듯한 운명이 된 것은 당시는 아무도 상상할 수 없었을 것이다.

방사선의 과학을 악마가 이용하면 원자 폭탄, 수소 폭탄이 되어 인류를 멸망시켜 버릴 것이다. 그러나, 이것을 천사가 이용하면 무서운 암을 치료할 수 있다.

발견 당시에는 그 가치가 알려지지 않았지만 많은 학자의 고귀한 희생을 대가로 방사선을 의료에 이용하는 시도가 착착 열매를 맺게 되었다.

X선, 즉 뢴트겐 선을 처음 의료에 응용한 것은 1902년으로 독일의 도이치 교수에 의한 것이고 라듐을 처음 치료에 이용한 사람은 독일의 데이델라인 교수였다.

그 이후 독일, 프랑스, 그 밖의 나라들의 학자에 의해 경험과 개량이 가해져서 암이 방사선 요법으로 치료된 예가 잇달아 보고되었다.

1913년에 독일의 할레에서 열린 독일 산부인과학회는 부인암의 방사선 요법 발달을 향해 새로운 발족을 나타낸 것이었다.

이 학회의 석상에서 베를린 대학의 붐 교수, 뮌헨 대학의 데이델라인 교수 등은 라듐에 의한 암 치료 성적의 훌륭한 성과를 보고했다. 이 연구 발표를 빈 대학의 웰트하임 교수가 듣고 그의 일생을 걸고 연구한 자궁경암 근치 수술이 불필요해진 사실에 대하여 매우 가슴 아프게 생각했다.

그 후, 방사선 요법은 급속히 발달, 보급되어 1912년에 폴 세르 박사에 의해 스웨덴의 스톡홀름에 라듐 헤미트가 설립되고, 1919년에는 루고 박사에 의해 파리에 라듐 연구소가 발족되서 라듐 요법의 스톡홀름법, 혹은 파리법이라고 일컬어지는 방법이 완성되게 되었다.

특히, 라듐 헤미트의 하이먼 교수는 자궁암의 방사선 요법을 오늘날의 높은 수준으로까지 끌어 올린 최대의 은인이다. 그를 방문하기 위해 1956년에 여행중이었던 나는 도중에 그의 사망 통지를 받고 그의 사후의 라듐 헤미트에 더할 나위 없는 쓸쓸함을 느꼈지만, 그의 후임 코트마이어 교수가 더욱 연구를 계속해서 암의 방사선 요법의 메카가 되고 있다.

그 후, 방사선 장치가 차츰 개량되고 라듐과 병용해서 암의 치료 효과를 올려 오고 있었지만 최근에는 초고압 X선 장치가 만들어져 효과가 비약적으로 향상되었다.

또한, 인공 방사성 물질이 생겨서 이전에 귀중했던 라듐을 대신하여 아이소톱이 등장했다. 특히 코발트의 아이소톱은 국소적으로 라듐의 대용으로 이용될 뿐만 아니라, 대량의 아이소톱에 의해 원격 조사(遠隔 照射)가 가능해졌다. 그것은 종래의 X선과는 비교가 되지 않는 높은 성능을 가진 것으로 이 출현으로 암 치료는 매우 크게 비약되었다고 말해도 좋다. 또한, 리니액, 베타트론 등의 초고압 조사기가 실용이 되어 유효선량이 장해 적게 주어지게 되었다. 초초고압 장치도 개발되고 있다.

현 상태로는 만족할 수 없다

암의 치료법은 학문의 진보와 함께 일진 월보하고 그칠 줄을 모른다. 현재의 치료법으로 만족해서는 안 된다. 어떤 이유 때문일까? 그것은 다음과 같다.

과연, 방사선 치료법은 라듐을 사용해서 아이소톱의 원격 조사, 베타트론이나 리니액(리니아 액셀레이터)에 의한 초고압 X선, 혹은 전자 조사에 의해 자궁암을 박멸할 수 있게 되었다.

또한, 수술은 마취나 수혈, 항생물질 등에 의한 감염 방지에 의해 안전하게 근치 수술을 할 수 있게 되었다.

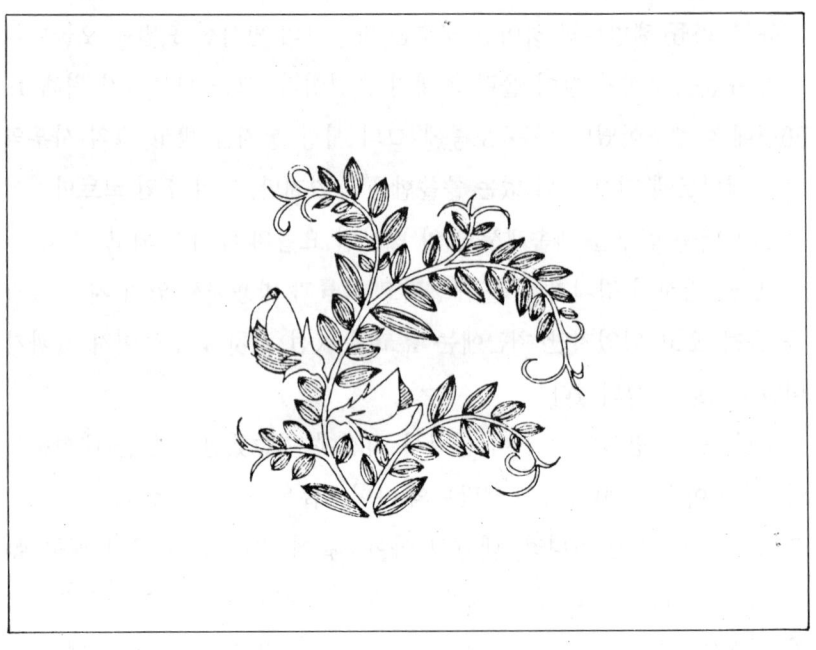

　그렇지만 이것은 암이 아직 골반 속에 한정되어 존재하고 있는 경우에만 치료할 수 있다. 그러나 암 세포가 림프관, 혹은 혈관을 통해서 전신의 도처로 전이를 만들 가능성이 있기 때문에 가령 처음에 암이 발생한 곳은 초기와 같이 보여도 이미 먼 곳으로 암 세포가 흘러 흘러서 도착해 있을지도 모른다. 그런 경우에 원래 부위를 강력한 X선 장치로 조사하거나 광범위하게 적제해도 그 한도는 알 수 있었다. 먼 부위에 전이한 암 세포는 그 사람의 생명을 끊기 위해 한시도 쉬지 않고 독을 내뿜는다.

　그렇게 되면, 이 증오스러운 암 세포를 전신으로부터 소멸시킬 수 있을까? 암 세포를 신체로부터 완전히 없애기 위해 항암 물질이 더욱 개발되어야 한다.

항암제에 대한 기대

현재 이미 몇 종류의 항암제가 연구되어 실제의 효력을 증명받고 있다. 특히 융모암이나 난소암에는 고통을 진정시키는 경우가 가끔 있어 격세 지감이 있다. 그러나 현재 정도에서는 수술이나 방사선이 암에 대해 위력을 발휘하고 있는 것에 비해 도저히 비할 수 없을 만큼 신뢰도가 낮다. 현재는 보조적인 처치로 이용되는 것에 불과하다.

그러나 완치는 그칠 줄을 모른다. 아윽고 암을 완전히 극복하는 물질이 만들어질 것이다. 그렇게 되면 이전 웰트하임이 한탄했듯이, 방사선도 수술도, 모두 암 치료에는 과거의 것이 될지도 모른다. 하루라도 빨리 그렇게 되길 바란다. 로켓트가 인간을 태우고, 달로 관광 여행을 떠나는 것을 이제나 저제나 하고 기다리는 것보다 하루라도 빨리 암 세포를 병든 육체로부터 내쫓을 수 있는 날이 오기를 기다리기 바란다.

□경암의 치료법을 선택하기 위해서는

오늘날의 경암 치료법에는 수술 요법과 방사선 요법이 있고, 또한 가끔 그 양쪽을 아울러서 실시하는 경우도 있다.

어느 치료법을 선택할 것인지는 여러 가지의 사정을 검토해서 결정한다. 그 기본이 되는 것은 어느 치료법이 근치 성적이 더 좋을 것인가 하는 전망이다. 그것을 목표로 해서 최고의 근치 성적을 얻을 수 있는 방법을 취한다. 그리고 그 치료를 그 사람에게 실시할 때 장해가 되지 않는 조건을 필요로 한다. 만일, 2가지의 방법이 같은 치료 성적을 얻을 수 있는 것이라면 가장 장해가 적은 수단을 선택하는 것이 당연하다.

근치 성적을 목표로 하는 것은 중요한 점이다. 그러나 옛날에는 수술을 하면 그 만큼의 부담을 견딜 수 없어 사망하는 경우(1차 사망이라고 부른다)가 매우 많았다. 그 시대는 근치 성적은 우선 다음 문제로 하고, 어쨌든 1차 사망을 피하도록 노력했다. 수술이 진보되어 수술에 의한 사망이 극단적으로 적어진 오늘날에서는 1차 성적은 이미 문제 외로, 암 치료의 최종 목적인 근치 성적에 목표가 놓인다.

근치라고 하는 것은 암을 치료한 후 만 5년을 거쳐 아직 건강한 것을 표준으로 하고 있다. 5년 이상 지나면 재발해서 사망하는 경우가 매우 적어지기 때문에 일단 5년 생존율을 치료 성적으로 하고 있다.

암의 진행 정도, 즉 제1기라든가, 제3기라든가 병의 퍼짐 정도에 따라서 어떤 치료법으로는 몇 %의 치료 성적을 얻을 수 있는지를 알아 두고, 지금 치료를 시작하려고 하는 사람들에게는 어느 것이 좋은 방법인지를 검토한다. 또한, 연령 문제, 전신의 건강 상태 문제 등이 치료법을 선택하는데 영향을 주는 경우가 있다.

이렇게 해서 수술이든, 방사선 치료든, 선택하여 치료가 이루어졌다고 하면 그 후, 그 치료법으로 충분했는지 어떤지를 검토한다.

수술 결과, 다시 방사선 요법을 덧붙이는 편이 좋다고 인정되었다면 이것을 병용한다.

또한 방사선 치료를 끝냈지만 그것만으로는 아무래도 암을 박멸시킬 수 없었다면 다시 수술을 해서 적제하는 방법도 이루어진다.

이와 같이 해서 주요한 요법에 대해 부가 치료를 아울러서 실시하여 환자를 암으로부터 구하는 노력을 한다.

수술과 방사선 치료는 각각 장점이 있음과 동시에 각각 단점을 갖고 있다. 환자에게 조금이라도 지장이 일어나지 않는 치료법을 취하면서 최대의 치료 효과를 노리는 것이 현재의 치료 방침이다.

□경암의 진행 정도와 치료법

암의 진행 정도가 치료법을 선택하는데 가장 중요한 관계가 있음은 말할 필요도 없다. 그래서 구체적으로 그 방침의 기본을 서술해 본다.

제0기의 치료

제0기의 경우는 문제가 상당히 복잡하다. 젊은 부인으로 아직 아이가 없다든가, 혹은 아이를 갖고 싶은 경우에는 수술이나 방사선 치료를 실시하면 아이를 가질 수 없게 되기 때문에 이런 때에는 당분간 치료를 하지 않고 경과를 본다. 제0기의 암은 언제 침윤을 시작할지 모르기 때문에 반드시 의사와 밀접한 연락을 취하고 지정된 기간에 암의 진행 유무를 확실히 검사해야 한다.

제0기는 몇 년, 혹은 10년 이상이나 그대로 있는 경우가 많기 때문에 임신해서 무사히 출산을 할 수도 있다. 또한, 제0기의 제2의 처치로 상피 내암이 발생한 경부를 절단해 버리는 방법이 있다. 이렇게 하면, 월경도 계속되고 여성의 성기능이 완전히 유지된다. 이런 처치도 젊은 여성에 대해서 실시하는 수단의 하나가 된다.

제0기에 대한 제3의 처치로는 자궁 전적제(全摘除)를 실시한다. 이것은 중년 이후의 여성에게 실시하는 방법으로 경부 절단보다 확실한 치료법이다.

경부 절단만으로는 경관 내막의 일부가 남아 있을 지도 모른다. 만일 그곳에 암이 남아 있으면 하는 걱정이 있다. 전적제는 그 걱정이 없다. 이 경우의 자궁전적제는 단순 적제라고 해서 자궁만을 떼어내는 것으로 충분하다. 주위의 조직이나 림프절까지 깨끗하게 제거할 필요는 없다. 이것은 개복하지 않고 질쪽에서 제거하는 것도 용이하다. 만일 이전에 병을 앓은 적이 있어 골반내의 장기에 심한 유착이 있는 경우라면 복식쪽이 안전, 확실하다.

현재는 개복 수술이라도 자궁의 단순 전적제술 등이라면 매우 마음 편하게 할 수 있기 때문에 복식으로 하든, 질식으로 하든 별 차이가 없다. 오히려 복식 쪽이 확실하다고 생각해도 좋다. 어느 쪽을 선택하느냐는 우선 의사의 판단에 맡기고 어느 쪽이라도 좋다고 결정되면 환자쪽의 희망을 받아 들인다.

제0기로 수술을 하는 것이 장해가 되는 경우, 예를 들면, 심장병 등으로 작은 수술이라도 위험의 가능성이 있는 경우에는 그 부분만 라듐 조사를 실시한다.

그런데 제0기의 상태에서는 자궁을 수술로 제거했을 경우에는 100%의 근치 성적을 기대할 수 있지만, 방사선 조사에서는 드물게는 암 세포가 살아 남거나, 혹은 조사한 후에 다시 암이 발생하는 경우가 있다. 따라서 조사 후에는 정기적으로 건강 진단을 받고 엄중히 관찰해야 한다.

이상과 같이, 환자의 상태에 따라서 대책을 세우지만, 가령 수술을 하게 되어도 두려워할 필요는 없다. 자궁 근종 수술 정도라고 생각하면 된다.

조기 진단의 항에서 이미 서술했듯이 암을 제0기 중에 발견하는 것은 오늘날에는 곤란하지 않기 때문에, 두려워하지 말고 빨리 찾아 내어 제0기에 치료하면 이렇게 쉽게 치료되어도 될까 라고 생각할 만큼, 간단하고 확실하게 암을 극복할 수 있다.

제0기의 치유 성적(1950~1964 암 연구 센터)

총수	수술	방사선 치료	5년 생존율
261	250	11	100%

제1기의 치료

파리의 라듐 연구소와 스톡홀름의 라듐 헤미트를 비롯해서 외국의 많은 병원에서는 경암의 치료로 방사선 치료를 원칙으로 하고 있는 곳이 많다. 독일, 오스트리아, 일본 등 수술 연구가 활발한 곳은 우선 수술이 생각된다. 미국에서는 방사선이 주로 이용되고 있지만, 최근에는 수술을 하는 곳이 증가되었다.

제1기 경암의 치유율은 방사선 치료에 의해서도 수술 치료에 의해서도 상당히 고율을 보이고 있다. 우리들의 치료 성과(근치)를 보면, 수술이 90.3%, 방사선이 82.2%(1950~1964년)이었다.

우리들의 방사선에 의한 근치율은 파리의 84.0%, 스톡홀름의 89.0%과

● 자궁경암 5년 치유율(1950~1960 암 연구 센터)

진행기	치료수	치유수	치유율
1	831	732	88.1%
2	1,166	813	69.7%
3	1,267	530	41.8%
4	212	29	13.7%
계	3,476	2,104	60.5%

● 자궁경암 5년 치료법별 치유율(1950~1964 암 연구 센터)

진행기	수 술			방 사 선		
	치료수	치유수	치유율	치료수	치유수	치유율
1	601	543	90.3%	230	189	82.2%
2	479	355	74.1%	687	458	66.7%
3	121	55	45.5%	1,146	475	41.4%
4	6	0	0.0%	206	29	14.1%
계	1,207	953	79.0%	2,269	1,151	50.7%

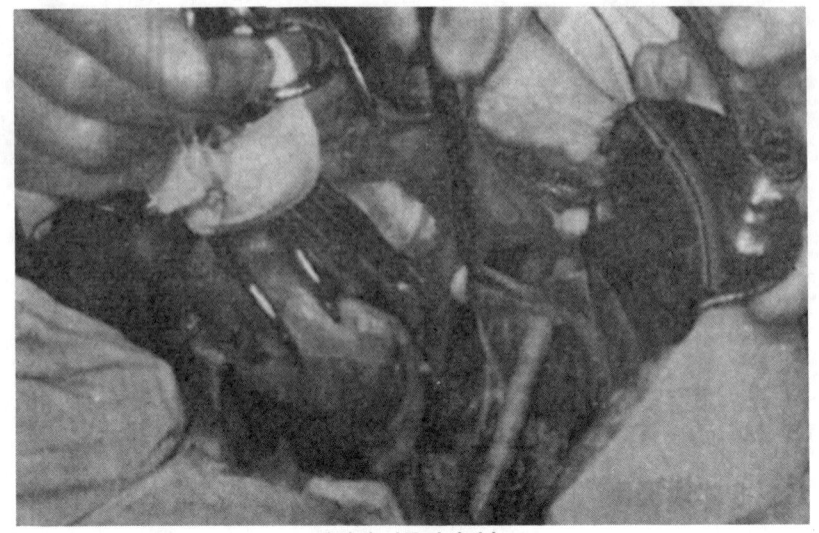

광범성 자궁전적제술
림프절 곽청을 실시하고 있는 장면

비슷한 우수한 성적이고, 수술 성적은 이것을 훨씬 능가하고 있음을 알 수 있다.

그래서 우리들은 제1기의 실례에 대해서 치료법을 선택할 때 가능한 한 수술을 선택하고 싶다. 다만 전신적으로 뭔가 병이 있어서 수술하는 데 장해가 될 수 있는 가능성이 있으면 수술은 단념하고 방사선 치료에 맡긴다. 본인의 희망도 선택의 조건이 된다.

수술을 하는 경우는 제0기와 달리 광범성 자궁 전적제술이라고 하는 광범위의 수술이 된다. 만일, 제0기와 같은 단순 적제밖에 하지 않았다면 치유율은 극도로 저하한다. 단순 적제는 어느 정도 기술에 숙달한 전문의 가 실시하면 거의 차이가 없지만, 광범성 적제술은 매우 숙달한 전문의에 의해 이루어지지 않으면 우수한 성적은 바라기 어렵다.

이것에 대해, 방사선 치료법은 우수한 방사선 치료 장치가 있어서 그것 에 의한 치료 기술을 습득한 의사에 의해 이루어지면, 의사 한 사람 한 사람에 대한 치료 성적의 차는 거의 없다. 이것이 수술과 방사선 치료의 본질적인 성격의 차이이다.

따라서 우수한 방사선 설비는 있지만 수술에 숙달한 의사가 없는 병원에서는 방사선 치료를 선택해야 한다. 만일, 수술에 숙달한 의사를 얻을 수 있다면 수술을 받는 것이 제일이라고 해도 좋다.

그런데 수술에 의해 광범성 자궁적제술을 실시했다고 한다. 수술을 해 보면, 진단했듯이 암은 경부에만 한정되어 있는 경우가 많지만(70~90%), 때로는 뜻밖에도 림프절에 전이(10~30%)되어 있는 경우도 있다. 이 숫자가 수술전의 임상 소견에 의한 진행기의 분류의 대충적인 사실이다.

그러나 수술을 하고 조사해 보았기 때문에 림프절 전이의 유무를 알 수 있었던 것으로 절개해 보지 않고 그저 방사선을 조사했을 뿐이라면 영구히 암의 퍼짐의 실태는 파악되지 않게 되어 버린다.

수술에 의해 림프절 전이, 혹은 그 밖의 침윤이 있음을 알았다면 수술 후의 체력 회복을 기다려서 가능한 한 빨리 방사선을 조사해야 한다. 이것을 수술 후 조사라고 한다.

처음부터 방사선 조사를 했을 경우, 조사 완료 후에 처음에 암이 발생한 부위의 조직 검사에서 여전히 생존해 있는 암 조직이 증명되고, 그 후 증식이 있게 되면 이것은 수술을 해서 제거해야 한다.

또한 암이 발생한 부위는 완전히 치료되어도 골반내에 덩어리가 만져져서 림프절 전이가 의심되면, 이어서 광범성 자궁 전적제술을 해야 한다. 파리 교외의 구스타브 루시 연구소에서는 이런 경우의 수술을 보조적 수술이라고 말하고 있다.

제2기의 치료

제2기의 치료 방침은 제1기에 거의 준하고 있다. 우리들의 수술에 의한 치료 성적은 5년 생존율(근치)로 나타내면 74.1%, 이것에 대해 방사선 치료에서는 66.7%로 수술에 의하는 편이 치유율이 높다.

그런데 제1기의 항에서 설명했듯이 방사선 요법을 실시하고 있는 파리의 라듐 연구소의 치유율은 58.6%, 스톡홀름에서는 59.5%로 우리들의 방사선 치료 성적은 다른 나라들과 비교해서 거의 비슷한 수준에 도달해 있다. 더구나 수술에 의한 성적은 훨씬 뛰어나다. 따라서 특히 수술에 대해서 장해가 되는 것이 없으면 우선 첫째로 수술을 선택한다.

수술 후, 떼어낸 것을 자세히 조사한 결과, 림프절의 전이 비율이나 주위로의 뜻밖의 침윤을 보는 것은 제1기의 경우에 비해 더욱 많은 사실은 당연하고, 수술 후에 방사선 조사를 덧붙여서 실시할 필요가 한층 크다. 치료에 임해서는 이런 사실을 알아 두어야 한다.

제2기중에서 제1기의 경우와 특히 다른 의의를 가진 것은 질벽으로의 침윤이 있는 경우이다. 특히, 그 퍼짐이 넓어 질의 하부 가까이에까지 미칠 가능성이 있는 형태의 경우에는 수술에 의해 충분히 질벽을 일괄해서 적제했다고 생각해도 질의 단단(斷端)에 암이 남아 나중에 재발하는 경우도 있을 수 있다. 이런 형태의 퍼짐을 보이는 것에 대해서는 오히려 국소의 라듐 조사가 암 조직의 박멸에 위력을 보이기 때문에 방사선 치료를 선택하는 편이 유리하다.

이것에 대해 침윤이 주로 방결합직에 있고 더구나 림프절로의 전이가 추정되는 경우에는 오히려 적제가 유리하다. 이렇듯이 숙달한 전문의의 판단이 치료법의 선택에 중요한 역할을 하는 것은 당연하다.

제1기의 항에서 서술했듯이, 수술만으로는 부족하다고 판단되면, 수술 후, 방사선 검사를 하고, 방사선 치료를 했으나 그 효과가 없을 경우엔 수술을 덧붙여서 해야 한다.

제3기의 치료

제3기라고 판단된 경우의 방침은 제2기 이전의 경우와 다르다. 그것은 병이 진행하고 있기 때문에 여러 가지 까다로운 문제가 있을 수 있기 때문이다. 우선 첫째로 수술로 반드시 성공을 거둔다고 할 수 없다. 대부분의 경우, 수술에 적합치 않도록 병이 퍼져 있다. 그 중에는 수술을 감행하는 편이 좋다고 판단되는 경우도 있다. 그런 특수한 경우에는 수술을 선택하게 된다.

암 연구 센터에서 1950~1964년 사이에 치료한 제3기의 경암 총수는 1,267례로 그 중 121례만이 수술 쪽이 좋다고 판단되었다.

치유율은 수술을 한 쪽이 121례 중 45.5%가 5년 후 건재하고, 방사선 치료를 한 1,146례 중 41.4%가 5년 후 건재하다.

어쨌든 제3기가 되면 수술이 가능한 경우가 적기 때문에 방사선 치료를 첫째로 생각한다. 가령 수술을 선택했다고 해도 전이가 있는 경우를 생각하고, 수술 후의 방사선 치료도 대부분의 경우, 강력하게 실시할 필요가 있다.

제3기의 것은 수술이 곤란하다고 판단되어, 방사선 치료의 선택이 원칙인 사실은 통칙이 되고 있다. 그러나 방사선 치료를 끝내도 암이 완전히 치료되지 않거나, 방사선에 의해 병의 퍼짐이 작아져서 수술을 할 수 있게 되었다면 다시 수술을 하는 경우도 있다.

우리들 전문 임상의로서의 경험에서 이 제3기의 치료는 상당히 큰 일이다. 부디, 조금 더 빠른 시기에 병원을 찾아 주었다면 좋았을 것이라고 생각했던 경우가 여러 있었다. 가령, 수술이 어떻게든 가능하다고 판단해서 수술에 착수했다고 해도, 그 고생은 제1기나 제2기의 수술과 비교가 되지 않을 만큼 대단하다. 수술 방법은 같은 광범성 자궁적제이지만 침윤이나 전이가 많기 때문에 여러 가지의 곤란이 있다.

제4기의 치료

제4기는 소위 말기로 진행이 가장 심한 경우이다. 따라서 그 치료도 더할 나위 없이 곤란하다.

제4기에 포함되는 증례에도 여러 가지의 형태가 있다. 폐, 간장, 그 밖의 원격 부위로 이미 분명히 전이가 있으면 그것이 파멸을 가져오기 때문이다. 이 경우, 자궁만을 방사선으로 치료해 봐도 환자를 구할 수는 없다. 다만 출혈을 막고, 환자를 안심시킬 수 있다고 하는 이유로 근치는 기대할 수 없더라도 치료를 시도하는 경우가 있다.

따라서 이미 원격 전이가 있는 경우에는, 국소 치료는 대증(對症) 요법으로써 실시하고 나머지는 화학 요법에 의해 조금이라도 생명의 연장을 기대하는데 그친다. 그것이 실정이다.

제4기의 다른 형식, 즉 방광이나 직장에 암이 침입하여 제4기가 된 경우로, 원격 전이가 없을 때에는 치료가 그것에 따라 고려된다.

직장이나 방광이 침범당해 있어도 골반내의 암 퍼짐의 모양으로 수술이 가능하다면 방광, 직장 모두 자궁이나 주위 조직과 일괄해서 떼어내어 버릴 수 있다. 이런 수술의 경우에는 직장을 떼면 인공 항문을 만든다. 인공 항문은 복벽에 만드는 것이 보통이지만, 원래의 항문 위치에 장의 단단(斷端)을 끌어내 와서 만들 수 있는 경우도 있다. 방광을 뗄 때에는 장을 방광 대용으로 요관을 장에 이식하는 경우도 있고, 또는 요관을 피부에 꿰매서 카테테르(고무관)로 끊임없이 소변을 받아 내도록 하는 경우도 있다. 이와 같은 노력으로 근치한 경험은 상당히 있다.

만일, 방광이나 직장도 침범당해 있고 골반내의 암 퍼짐이 고도하기 때문에 적출이 불가능한 때에는(사실은 제4기에는 이런 경우가 많다) 인공 항문을 만들고, 또는 요로를 변경해 두고나서 방사선 치료를 하게 된다.

제4기의 치료는 더할 나위 없이 어려운 일이다. 우리들 치료를 담당하는 사람으로서는 물론, 그 보다 환자가 받는 곤란은 육체적으로도, 정신적으로도 매우 크다.

근년 도시에 살고 있는 여성 중에서 제4기의 사람은 드물어졌지만 그래도 가끔 볼 수 있다. 농촌, 어촌 등의 특히 벽지에 살고 있는 여성에게는 아직도 제4기가 되고 나서 비로소 병원에 오는 사람이 의외로 많다. 본인뿐만 아니라 주위 사람도 특히 주의하고 때를 놓치지 않도록 해야 한다.

□광범성 자궁 전적제술(廣汎性子宮全摘除術)

제0기의 자궁암은 자궁만을 적제하는 단순 자궁 전적제술로 100% 근치할 수 있지만 이미 침윤을 보일 때까지 진행한 경암에 대해서는 자궁 주변도 넓은 범위에 걸쳐서 적제해야 한다. 이 수술을 광범성 자궁 전적제술이라고 한다.

즉, 골반내의 림프절을 그 주위에 있는 지방 조직과 함께 일괄해서 완전히 제거하고 자궁방결합직을 분리해서 골반의 측면벽으로부터 떼어낸 자궁과 함께 적출한다. 질벽도 자궁과 함께 약 1/3 이상을 제거한다.

이와 같이 해서 침윤이 있는 범위를 적제한다.

이런 수술이 필요한 이유는 암세포가 경부를 통해서 방결합직으로 흘러들어가 여기에서 다시 골반의 측벽 정맥이나 동맥 주변에 있는 림프절로 진행해 가기 때문이다.

이와 같은 완전한 수술에 의해 골반내에 있는 암 세포를 남기지 않도록 하는 것이 근치 수술의 목적이다.

이만큼 대규모의 수술을 하기 위해서는 완전한 마치법과 수술중의 순환기, 호흡기 그 밖의 작용에 대한 경계, 감시가 필요하고 또한 수술중의 출혈에 대한 대책을 완전히 세우는 것이 중요하다.

이와 같은 대수술은 상당히 숙달된 전문의라도 충분히 긴장하고, 방심하지 말아야 수술을 잘 끝낼 수 있다. 그리고 2~3시간의 장시간이 걸리는 경우가 드물지 않다.

매우 숙달된 전문의가 되어야 비로소 1시간 내외로 안전, 확실하게 수술을 끝낼 수 있다. 수술은 숙달된 전문의에 의해 근치 목적을 달성하는 것이 중요하고, 불완전한 수술로 끝나면 영원히 후회하게 된다.

□방사선 치료

자궁경암의 방사선 치료는 2가지 방법의 조합으로 이루어져 있다.

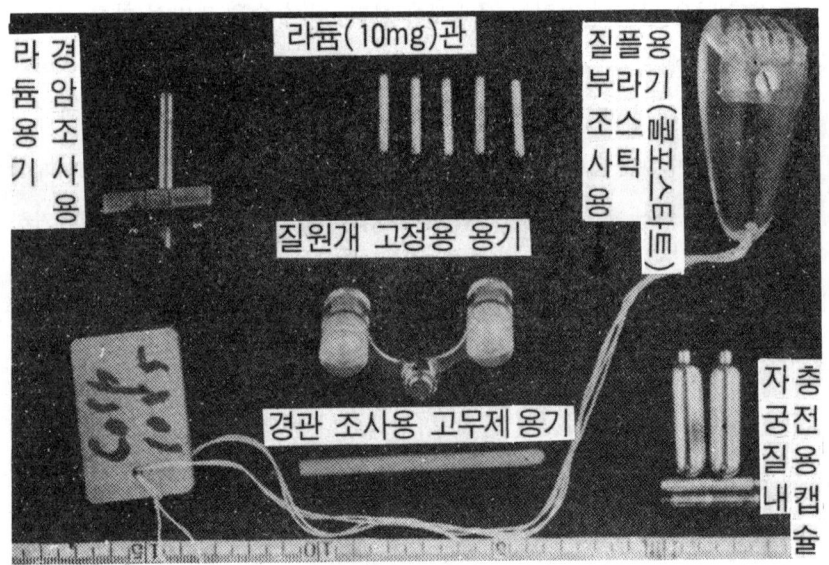

라듐 조사용 기구

하나는 처음 암이 발생한 자궁경부를 조사하는 것이고, 또 하나는 골반
내의 자궁방결합직에서 림프절로의 조사이다.

질내 조사(膣內照射)

처음 암이 발생한 자궁경부에 대해서 직접적으로 조사하는 방법이다.
자궁질내에 삽입하는 댄덤과 질부에 장치하는 콜포스타트를 조합해서
경부에서 그 주변에 존재하는 암을 방사선으로 박멸한다.

질내 조사에는 라듐이 사용되었으나 고가이기 때문에 보급이 어려웠
다. 그러나 아이소톱이 만들어지게 되어 오늘날에는 라듐을 대신해서
코발트 60이 많이 이용되게 되었다.

라듐이나 코발트 60의 선의 강도는 강력해서 암 조직에 괴멸적인 타격
을 가할 수 있다. 그러나 질내 조사에 의해 닿는 범위는 좁아서 자궁경부

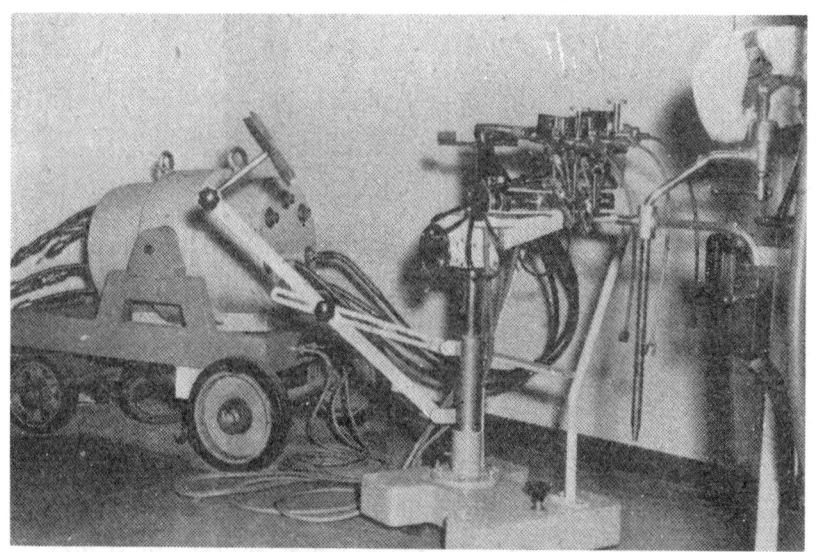

대선원에 의한 원격 조작 강내 조사기의 일부

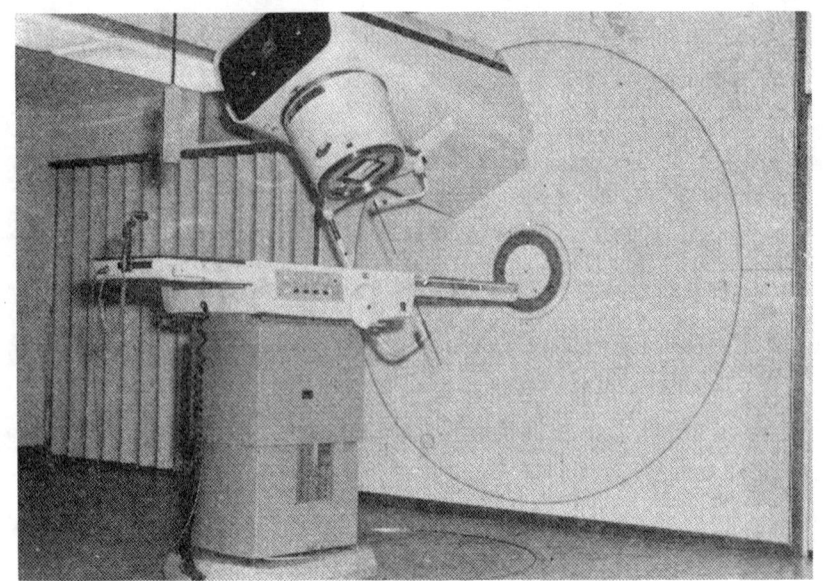

리니액 조사기

와 그 주변의 작은 거리 뿐이다.

방사선을 조사하는데 임상상 A점과 B점을 가정해서 실시한다. 자궁경부의 중심보다도 측방 2cm의 거리를 A점이라고 하고, 중심에서 5cm 부위 즉 골반의 측벽부를 B점이라고 한다.

질내 조사로 자궁경부를 조사하는 데에는 한도가 있다. 왜냐하면 너무 소량이라도 너무 많아도 안 된다. 소량으로는 암이 사멸하지 않기 때문에 가능한 한 많이 조사해서 암을 사멸시키기 바란다. 그러나 너무 많이 조사하면 자궁 전방에 있는 방광이나 자궁 뒤쪽에 있는 직장에 장해가 일어난다.

그래서 암은 사멸시키고, 직장과 방광에는 해를 미치지 않는 양을 조사해야 한다. 일반적으로 정상적인 조직이나 직장, 방광의 점막이 견딜 수 있는 방사선량은 6,000 뢴트겐(1 뢴트겐은 선량의 단위)이다.

또한, 암을 사멸시키기 위해서는 6,000 뢴트겐을 필요로 한다. 그래서 병소에는 6,000 뢴트겐 이상을 조사하고, 방광이나 장관(腸管)에는 6,000 뢴트겐 이내에 그친다.

대선원에 의한 질내 조사법 : 지금까지의 질내 조사법은 라듐을 이용하는 것이 원칙으로, 가령 코발트 60을 이용해도 대개 라듐에 상응하는 선원량을 사용했다. 이것에 따르면 1회의 치료 시간이 20시간 내외를 필요로 했다. 이것을 대신해서 훨씬 다량의 코발트 60 선원에 의한 질내 조사를 원격 조작으로 하는 방법이 개발되어 왔다. 그 1회 조사 시간은 수 분간으로 부작용이 적은 유리함이 있어 앞으로 실용화될 가능성을 보이고 있다.

경피 조사(經皮 照射 ; 외조사) : 계산된 질내 조사에 의해 A점에 닿는 방사선량은 거의 6,000 뢴트겐이 되고 A점까지의 범위는 암을 사멸시키는 데 충분한 선량이 주어진다.

A점 보다 옆쪽이 되면 질내 조사법에 의한 선량으로는 선량이 충분히 이르지 않는다. B점, 즉 경부의 중심에서 5cm 떨어진 골반 측벽에는 질내 조사로 겨우 1,000~1,500 뢴트겐밖에 주어지지 않는다.

그런데 A점에서 B점에 이르는 사이는 암이 진행되는 통로이기 때문에 여기에서 암의 진행을 막아야 한다. 그러기 위해서는 이 부분에 암이 사멸되는 선량을 뭔가의 방법으로 더욱 추가해야 한다. 그 양은 B점에 대해서 나머지 4,500~5,000 뢴트겐이 필요하다. 이전에는 구식의 X선 심부치료 장치에 의해, B점을 향해 방사선을 추가 치료하는 방법이 취해지고 있었지만 4,500~5,000 뢴트겐의 대량을, 골반내의 심부에 조사하는 것은 매우 어렵고 특히 피부나 내부의 건강한 조직이 심하게 장해받았다.

방사선에 의한 암 조직의 파괴 과정

(1) 조사전의 조직상
왕성한 증식을 보이고 있는 암 조직을 볼 수 있다.

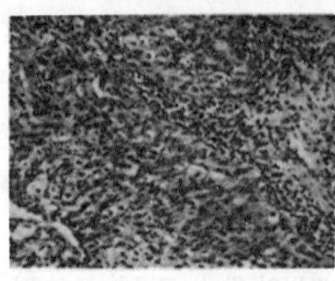 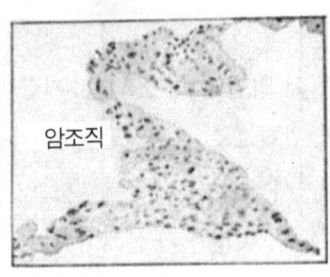

(2) 라듐 조사 직후의 조직상
암 세포는 지리멸렬해져서 각각 세포의 핵은 붕괴하고 세포질은 평대해서 융해하고 있고 사멸 직전의 상태이다.

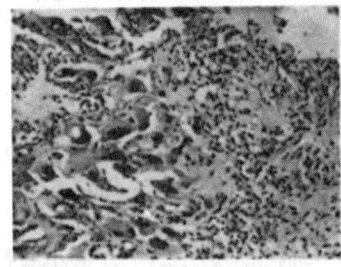 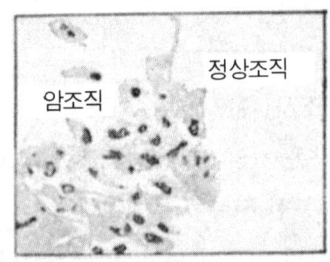

(3) 방사선 치료 종료 후 1개월
모든 암 조직은 완전히 융해하고 흡수되어 흔적이 없다. 그곳에는 결합직이 대치되어 있다. 완전히 치유한 사실이 증명되었다.

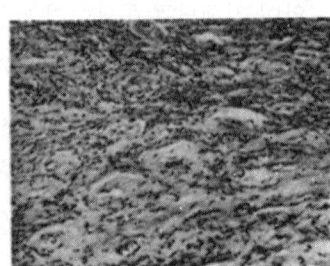 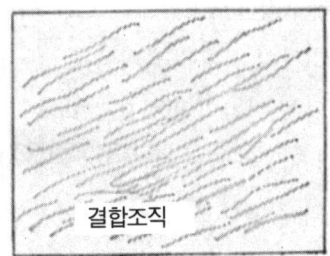

그런데 코발트 60이 인공적으로 만들어져서 대량을 싼 가격에 준비하여 사용할 수 있게 되었기 때문에 그 대량을 선원으로 해서 X선 심부 치료기로 바꾸는 방법이 고안되었다.

그 결과, 놀라운 효과를 들 수 있었다. 피부에는 거의 장해를 주지 않고, 심부에 충분한 선량이 주어졌다.

이와 같이 해서 라듐이나 코발트 60에 의한 질내 조사법과 아울러서 B점에 6,000 뢴트겐을 용이하게 조사할 수 있게 되었다.

이 대량의 코발트 60에 의한 원격 조사 방법을 텔레 코발트 조사라고 부르고 있다. 질내 조사와 텔레 코발트 조사와의 병용은 현재의 자궁경암 방사선 치료의 원칙으로서 확고한 지위를 차지하고 있다.

털레 코발트의 출현으로 인해 제3기 이상으로 진행한 증례의 치유율이 향상되고 또한 수술 후의 조사도 크게 비약했다.

최근에는 초고압 장치가 개발되었다. 그것은 리니액, 베타트론 등이다. 이것은 수백만부터 수천만 볼트라고 하는 고압으로 X선 또는 전자선을 발생시켜 이것에 의해 조사하는 방법이다. 우리들의 병원에서도 1963년부터는 리니액이 사용되고 있다.

지금까지의 치료 방법으로 완전 치유가 기대되지 않는 증례에 대해서는 이와 같이 잇달아 새로운 장치가 고안되고 있다. 방사선 치료법의 진보는 앞으로 점점 더 진보할 것이다.

다만, 아무리 방사선 치료가 진보되어도 병의 진행이 한도를 넘으면 치료할 수 없다.

본질적으로는 방사선 치료도 수술과 마찬가지로 국소 치료 방법에 불과하다. 전신에 전이가 일어나게 되면 아무리 방사선 치료가 진보되어도 소용이 없다는 점을 명심해야 할 것이다.

□치료 후의 장해에 대해서

경암의 치료는 절대 쉬운 일이 아니다. 그 때문에 치료와 관계해서 치료 후에 얼마간의 장해를 남기는 경우도 드물지 않다. 그 주요한 것에 대해서 서술해 두자.

단, 그 장해를 알고 이해하면 절대 두려운 것이 아니라는 사실을 알 수 있을 것이다.

수술에 의한 장해

제0기의 경우는 단순 적제로 치료되기 때문에 수술 그 자체에 의해 장해를 초래하는 경우는 거의 없어 문제가 되지 않는다. 그러나 광범성 적제의 경우에는 다소의 장해가 남는 경우가 있다.

우선 첫째는 방광과 직장의 마비 문제이다. 수술에 의해 요관, 방광, 직장을 박리하고 손상되지 않도록 해서 수술이 진행된다. 이런 조작 때문에 수술 후에는 방광이나 직장의 마비가 일어나는 것이 오히려 당연하다고 말할 수 있을 것이다. 직장 마비가 일어나면 변비를 초래한다. 방광 마비가 일어나면 배뇨가 어려워진다. 이것들은 시간이 지나면 차츰 회복된다.

두번째의 장해는 수술에 의해 질벽의 위쪽 1/3을 적제하기 때문에 질이 짧아지는 점이다. 이것이 성생활에 다소 장해가 되지만 익숙해짐에 따라서 질이 차츰 늘어나서 적응할 수 있게 된다.

광범성 수술과 관계되는 장해 중에서 가장 중요한 것은 요관루의 발생이다. 이것은 수술을 한 사람 중의 2~10%의 사람에게 일어나는 것으로 요관의 일부가 손상을 입어 그 부분으로 소변이 새는 것이다. 그 소변이 질 단단(斷端)을 지나 흘러 나가게 된다. 이것을 요관루라고 한다. 이것은 때로는 수주일~ 수개월 사이에 자연히 치료되는 경우도 있다.

그러나 치료되지 않은 채 장기간 방치해 두면 신장의 기능이 나빠져서 신장이 위축된다. 따라서, 요관루가 생기면 잠시 상황을 보고 자연히 치료되지 않으면 요관루를 치료하는 수술을 할 필요가 있다. 요관에 손상이 생긴 부분부터 상부에서 요관을 절단하고 그 단단(斷端)을 방광에 심는다. 만일 그 길이가 불충분하면 소장의 일부를 분리해서, 여기에 요관을 심고 다시 그 소장 부분을 방광에 연결한다. 이와 같이 해서 수술을 하면 신장에 영향을 미치지 않고 요관루를 치료할 수 있다.

이와 같은 수술은 오늘날에는 쉽게 할 수 있기 때문에 수술 후에 요관루가 생겨도 절대 걱정할 필요가 없다.

방사선 치료에 의한 장해

방사선을 조사하면 우선 첫째로 전신의 영향으로서 혈액이 장해를 받는다. 특히 백혈구가 타격을 입고 백혈구 수가 감소한다. 그렇게 되면 몸의 저항성이 쇠약해지기 때문에 화농하기 쉬워져서 사소한 일로 감염이 일어난다.

또한, 조사를 받은 부분의 피부는 흑갈색이 되고 그곳의 피부가 약간 딱딱해지고 때로는 부종이 일어나는 경우가 있다.

방광이나 직장에 방사선이 가해졌기 때문에 그 점막이 침범당해서 혈뇨나 혈변이 나오는 경우가 있다. 그러나 일시적인 것으로 차츰 가라앉는 것이 보통이다.

특히 라듐 조사의 영향으로 직장이 손상을 입어서 혈변이 나오는 경우가 있다. 그 정도는 가벼운 경우가 보통으로 시간이 지나면 된다. 그러나 매우 신경성인 여성은 직장암에 걸린 것은 아닐까 라고 걱정하는 경우가 있다.

매우 드물게는 직장이나 방광에 구멍이 뚫려서 직장질루나 방광질루를 일으키는 경우가 있다. 특히, 병의 진행이 현저했을 경우에 이런 일이 일어나기 쉽다. 만일 불행히 루(屢)가 생겼다면 인공 항문을 만들거나 요로를 바꾼다. 인공 항문을 만들어서 나중에 직장의 상처가 완전히 치료되면 원래대로 인공 항문을 닫아 버릴 수도 있다.

또한, 라듐의 조사로 인해 질이 딱딱해지고 좁아지는 경우가 있다. 그 때문에 성교에 약간 지장이 일어나는 경우가 있다. 그리고 점막이 반흔화(瘢痕化)되기 때문에 성교시에 점막이 다쳐서 약간 출혈하는 경우가 있다. 그 때문에 암이 재발한 것이 아닐까 라고 걱정하는 사람이 있다. 이런 때에는 담당 의사의 지도를 받고 대책을 강구하면 된다.

어쨌든, 대수술을 받고 철저한 조사를 받았기 때문에 전혀 지장을 받지 않는다고는 단언할 수 없지만 우리들이 일에 종사하는 의사는 각각에 대처하는 방법을 충분히 검토하고 치료후의 장해를 가능한 한 제거해서 완전한 생활에 들어갈 수 있도록 유의하고 있다.

□치료 후의 생활

치료 후의 양생은 근치를 도모하는데 있어서 매우 중요할 뿐만 아니라 즐거운 가정 생활에 복귀하기 위해서도 중요한 것이다.

그래서 구체적인 주의에 대해서 서술해 두고자 한다.

수술 후의 양생

암 수술은 대수술이기 때문에 특히 양생이 중요하다. 단순 적제로 끝난 제0기의 경우에는 그 정도는 아니지만, 광범수술을 한 경암의 경우에는 다음과 같은 주의가 필요하다.

소변을 너무 모으지 말 것 : '치료 후의 장해에 대해서'에서 서술했듯이 수술 후는 방광의 기능이 저하하는 것이 당연하다고 해도 좋다. 또한, 자궁과 질의 위쪽 1 / 3도 적출했기 때문에 방광의 위치도 지장을 받는다. 이런 점이 원인이 되어 수술 후 잠시 동안 소변이 모인 감각이 아무래도 희박한 경우가 많다. 그 때문에, 자신도 모르는 사이에 방광에 소변을 지나치게 모아 버리는 경우가 흔히 있다. 그런 상태에서 배뇨하면 완전히 소변이 다 나오기 전에 이미 완전히 나온 듯한 기분이 되는 경우가 있다.

이런 일이 반복되면 자칫 대장균 등의 감염이 일어나기 쉽고 방광염이 만성화되게 된다. 그렇게 되면 요관을 역행해서 균이 감염을 확대해 가서 신우염을 일으키게 된다. 그렇게 되면 열이 나고 옆구리의 압박감을 수반하게 된다. 이것은 설퍼제나 항생 물질 등을 사용해서 치료할 수 있지만 그렇게 되어 차츰 신장의 기능도 장해받게 되면 이윽고 신장이 위축된다. 신장은 생명에 중요한 기관이기 때문에 신장이 장해 받으면 수명에 영향을 미친다.

이상과 같은 이유에서 수술 후 경과가 좋아서 무사히 퇴원하고 나서도 소변에 관해서는 잘 주의하고 방광염을 예방해야 한다. 이러기 위해서는 스스로 소변이 모였다고 하는 느낌이 없더라도 대강의 때를 정해서 배뇨하는 습관을 들여야 한다. 특히 아침에 일어나면 곧 배뇨하고 그 후, 아침 식사를 한 후 1시간 이내에 완전히 배뇨한다. 점심 식사 전에 한 번, 식사 후 1시간 정도 사이에 한 번, 저녁 식사 후, 간식으로 차 등을 마신 후도 반드시 배뇨해 둔다. 자기 전에도 완전히 배뇨한다.

이와 같이 적극적인 습관을 들여 둘 필요가 있다. 마음에 걸리는 듯한 일이 있다면 컵에 소변을 받아서 탁한지 어떤지를 스스로 보면 된다. 탁하면 빨리 병원에 보고하고 조사를 받는 것이 중요하다. 방광염 초기의 증상은 잔뇨감, 배뇨시의 불쾌감 등 외에 미열이 있는 점이 주요 증상이다. 미열뿐이라면 방광염이라고 깨닫지 못하고 감기 정도로 생각하고 감기약을 복용하는 경우가 있다. 그것으로는 치료가 되지 않는다. 따라서, 감기에 걸렸다고 생각하면 곧 병원에 방광 검사를 하러 가야 한다.

방광 마비는 시일과 함께 가벼워져 가지만 완전히 원래대로 되기는 어렵고 약간 기능이 둔해져 버리는 경우도 있다. 그러나 이상의 주의를 하고 있으면 큰 일 없이 지낼 수 있다.

변비에 걸리지 말 것 : 직장도 수술 때에 넓은 범위에 걸쳐서 박리되기 때문에 수술 이후는 변비에 걸리기 쉬워진다. 변은 항문 가까이까지 와 있는데 신경 장해 때문에 힘을 주어 봐도 변이 배출되기 어려운 경우가 있다. 변비 그 자체는 수명에는 관계가 없으므로 그다지 걱정은 없지만 변비 때문에 몸이 나른하거나, 머리가 무거운 경우가 있기 때문에 상태를 조절할 필요가 있다.

변비가 지나친 것 같으면 관장을 해 보는 것도 좋다. 혹은, 카스카라라든가 센나 등을 복용해 본다. 그리고 변비약 중 자기에게 맞는 약과 그 분량을 기억해 두고 가장 편하고 가장 경제적인 것을 가끔 사용하면 좋다.

식사는 충분히 : 광범성 수술에 의해 체력이 어느 정도 쇠약해졌을 것이므로 당분간은 체력 증강에 노력할 필요가 있다.

음식은 영양가 있는 것보다는 좋아하는 것을 충분히 먹는 것이 좋다. 이상적으로는 신선한 야채를 듬뿍 먹고, 우유, 치즈, 버터, 달걀, 과일 등을 섭취하는 것이 좋다. 그러나 이런 것들이 싫으면 뭐든지 좋다. 기분이 좋은 상태에서 생선과 고기를 충분히 먹으면 좋다.

가사도 소중히: 가능한 한 외기를 접하고 일광을 적당히 받는 것은 특히 중요하다.

가사도 차츰 길들여서 퇴원 후 1~2개월이 지나면 평상시처럼 가사를 해도 별 지장 없게 된다.

목욕은 매일이라도: 목욕은 가능한 한 매일 하는 편이 좋다. 몸의 신진 대사를 좋게 하고, 혈색을 좋게 하는 데 도움이 된다. 온천에 일부러 갈 필요도 없지만, 기회가 있으면 가도 좋다. 그러나 너무 불편한 산촌 벽지에 가는 것은 생각해 볼 문제이다. 만일, 열이 나거나 그 외 이상이 있었을 때 곧 상담하러 와 줄 의사가 없다면 곤란하기 때문이다.

성생활의 문제: 퇴원 후 1~2개월 지나면 성생활에 들어가도 좋다. 처음에는 원래대로 할 수 없다. 대개 질을 1/3 정도 잘라, 짧아졌기 때문에 처음은 그곳에 부딪치는 느낌이 날 지도 모른다. 그러나 차츰 익숙해지면 질 단단(斷端)의 상처도 부드러워지기 때문에 늘어나게 되어 충분히 적응할 수 있게 된다. 걱정할 필요는 없다.

이런 수술을 하면 흔히 '이제 여자가 아니고 남자가 되어 버렸다'라고 생각하는 사람이 있지만 그런 일은 없다.

성감이라고 하는 것은 국소적인 것이 아니고 좀더 넓고 깊은 감각에 의한 것이다. 척추 속과 대뇌가 정말로 성감의 만족을 얻는 기관으로 그런 장해는 이만큼 큰 산부인과 수술에서도 절대 일어나지 않는다.

성교섭는 말초적인 감각이 발단이 되는 사실은 부정하지 않지만, 성감을 단지 질벽으로만 받는 것이라고 생각하는 사람이 있다면 엉뚱한 우스개 소리이다. 성생활은 처음 수개월은 조금 부자유스럽지만 이해와 노력이 있으면 이전 상태로 돌아가는 것은 어려운 일이 아니다. 시간이 지나도 회복되지 않는 것은 이것을 게을리하고 있기 때문이다. 성교에 의해 암이 재발하는 일은 절대 없기 때문에 이 점은 안심해도 좋다.

호르몬 실조는: 폐경 후의 여성이 수술했을 경우에는 거의 영향은 없지만 젊은 여성의 경우에는 수술 후 수개월이 지나고 나서 때로 몸의 변조가 오는 경우가 있다. 예를 들면, 갑자기 확 뜨거워진다, 땀이 쉽게 난다. 때로는 비틀비틀한다, 현기증이 난다, 어깨가 결린다, 머리가 무겁다, 두통이 일어난다, 화를 잘 낸다, 우울해진다, 귀찮아진다, 손이나 발 등의 뼈마디가 아프다, 때로는 대하가 늘어난다, 성교시에 아픈 느낌이 든다 등의 증상이다.

이것들은 주로 호르몬의 실조증에 의해 일어나는 것이다. 이러한 고민이 생기면 빨리 의사의 지시를 받는 것이 중요하다. 그 상태에 따라서 적당한 호르몬 치료를 하면 쉽게 치료된다.

그 밖의 주의: 수술 때의 수혈이 원인이 되어 혈청 간염을 일으키고 황달이 되는 경우가 드물게는 있다. 이런 경우는 수술 후 2개월 내외에 가장 많다. 이것은 일시적인 것으로 완전히 치료되기 때문에 걱정할 필요는 없지만, 간염은 완전히 치료해 두지 않으면 나중에 간경변증을 일으키는 경우가 있기 때문에 의사의 지도하에 충분히 양생할 필요가 있다.

수술 후의 경련 등은 차츰 사라져 가지만 때로는 케로이드상이 되는 체질의 사람도 있다. 어쨌든, 큰 문제는 아니다. 또한, 수술 후 수개월이나 지나고나서, 질에 대하나 출혈을 보는' 경우가 있다. 그 대부분은 질의 끝을 꿰맨 실이 기어나와서 이것에 육아가 생기기 때문이다. 이것을 빼내면 곧 치료된다. 이런 일과는 별도로 토리코모나스의 감염이나 호르몬 실조에 의한 질염이 원인이 되어 대하나 출혈이 있는 경우도 있기 때문에 의사의 진단을 받는 것이 중요하다.

□방사선 치료 후의 양생

방사선 치료는 수술의 경우와 달라서 치료 개시 당시는 별로 고통도 장해도 없다.

또한, 수술은 처음에는 부담스럽더라도 시간이 경과함에 따라서 차츰 편해져서 회복하는 즐거움이 있지만 방사선의 경우는 반대로 치료가 진행됨에 따라서 장해가 심해진다. 더구나, 치료가 끝난 후에는 다음과 같이 여러 가지의 양생이 필요하다.

혈액 장해에 대해서 : 방사선에 의해 혈액 특히 백혈구가 큰 장해를 받아 병에 대해서 저항력이 약해진다. 따라서 그것을 알고 양생해야 한다.

스스로는 깨닫지 못하더라도 혈액을 조사하면 잠시 동안은 장해가 계속된다. 이 때문에 병원에서는 정기적으로 혈액 검사를 해서 건강 회복의 바로미터로 삼고 있다.

일광에 친해진다 : 백혈구의 장해가 상당히 심하면 수혈이나 그 밖의 치료를 병원에서 한다.

본인의 자택에서의 양생으로써 중요한 점은 신선한 공기와 일광에 친해지는 것이다. 문 밖의 산책, 정원의 화초 가꾸기 등은 가장 좋다. 이상적으로는 산이나 해안의 공기와 광선이 매우 좋기 때문에 의사의 허가가 있으면 잠시 그런 곳에 있는 것도 좋다.

목욕은 유효 : 목욕은 몸 회복에 유효하다. 조사한 피부가 다치지 않도록 돌보는 주의가 필요하다.

즐겁게 먹는 궁리 : 음식은 신선한 과일이나 야채(특히 날 것), 요구르 트, 치즈, 우유, 난황 등이 특히 좋다. 그러나, 본인의 기호가 가장 중요하 므로 스스로 맛있게 먹을 수 있는 것을 편식하지 않고 즐겁게 먹는 것이 좋다.

세균 감염에 주의 : 백혈구가 약해 있으면 각종 세균에 대해서 저항력이 약해진다. 이 때문에 아주 사소한 상처도 화농하기 쉽다. 특히 손톱을 짧게 깎아 두고, 긁어서 상처 입지 않도록 주의해야 한다. 매일 목욕해서 몸을 항상 청결히 하는 것이 좋다. 손이 더러워지면, 즉시 비누로 깨끗이 씻는다. 만일 곪은 부분이 있으면, 가령 작은 상처라도 빨리 응급 처치를 해 둔다. 감기도 걸리기 쉬워지므로, 외출에서 돌아오면 양치질을 하면 좋다. 간장의 기능도 둔해져 있기 때문에 특히 폭음, 폭식을 삼가해서 간장에 부담을 주지 않도록 한다. 어쨌든, 조금이라도 몸의 상태가 이상하 면 의사에게 상담해야 한다.

조사한 피부의 보호

X선 조사의 경우는 특히 피부 장해가 심하다. 코발트나 리니액 등의 초고압의 기계가 사용되고 나서 피부 장해는 상당히 가벼워졌지만, 어쨌 든 조사를 받은 부분의 피부는 매우 약해져 있기 때문에 치료후 2~3개월 간은 특히 보호할 필요가 있다. 그 피부는 때로 흑갈색을 띠고, 표피가 벗겨지는 경우가 많다. 또한, 가려움이 있는 경우도 있다. 이곳을 긁어 생긴 상처는 다른 피부 부위와 달리 치료되기 어렵다. 목욕을 할 때에도

이 조사한 피부 부분은 문지르지 않도록 하고, 손바닥으로 비누를 문지르 듯이 묻혀서 씻고, 수분은 타월로 가볍게 누르도록 해서 빨아들인다.

이렇듯이 조사한 부위의 피부를 돌보는 것을 언제까지나 게을리하지 않도록 하고 만일 조금이라도 상처가 생기면 의사의 지시를 받고, 빨리 치료하도록 해야 한다.

직장의 장해에 대해서 : 라듐 조사의 영향은 자궁에 특히 가까운 직장에 일어나기 쉽다. 배변의 장해가 먼저 일어난다. 나올 듯 나오지 않는 것이 초기 증상이다. 배변 후에 소량의 혈액이 있는 경우가 있다. 이것은 라듐 에 의한 직장 점막의 장해 때문이다. 정도에 따라서 의사로부터 치료 지시 가 내려진다. 이 장해는 치료 후 수 개월에 일어나는 경우가 많지만, 그 사이 자연히 치료되고, 또 1년, 2년 후에 일어나거나, 5년이나 10년이 지나고 나서 같은 증상이 일어나는 경우도 있다.

이것은 대개 일시적인 것으로 의사의 지도에 의해 장해가 가벼워지지만 잘 알아 두어야 할 것은 직장암에 걸린 것은 아닐까 라고 하는 점이다. 그러나 걱정스러울 때에는 즉시 치료를 받은 의사의 의견을 듣고 처치한 다. 때로는 병의 퍼짐 상황으로 직장에 매우 큰 장해가 일어나는 경우가 있다. 외과적 처치가 필요한 경우도 있다. 그러나 대부분의 경우 좌약이나 내복약의 병용으로 진정되기 때문에 의사의 지시를 받는다.

성생활에 대해서 : 라듐 조사에 의해 질이 차츰 반흔화해서 약간 딱딱하 고, 좁아지는 경향이 있다. 처음에는 질이 충혈돼 있어 접촉에 의해 출혈 이 생기는 경우가 있다. 또한 분비가 적어져서 미끄러짐이 나쁜 경우도 있다. 이런 문제는 각각의 경우에 따라서, 의사가 적절한 조언을 해 주므 로, 꺼리지 말고 상담하는 것이 좋다.

대부분 장해가 거의 없어진다. 치료 후 2개월이 지나면 성생활에 들어가도 별 지장 없는 것이 통례이다. 성감은 절대 장해받지 않기 때문에 안심해도 좋다.

호르몬 장해에 대해서

방사선 요법의 경우는 수술의 경우와 달리, 자궁과 난소가 남아 있기 때문에 장해가 없을 것이라고 생각하는 분이 있을 지도 모르지만, 강력한 방사선 조사 때문에 난소는 거의 그 기능을 잃는다. 그 때문에 수술의 경우와 마찬가지로 호르몬 실조증이 일어날 수 있다. 특히, 연령이 젊은 사람일수록 장해가 심하다. 현기증, 어깨 결림, 숨 참, 동계, 수족 뼈마디의 나른함이나 통증 등이 그것이다. 이런 때에는 의사가 적절한 호르몬 치료를 한다. 그렇게 하면 순식간에 건강해진다.

방광 장해에도 주의

드물게 방광도 방사선의 영향을 받아 장해가 있다. 방광 점막이 약해져서 방광 카타르를 일으키기 쉽다. 그렇게 되면 요의가 빈번해지거나, 미열이 난다. 그런 징후를 깨달으면 빨리 의사를 찾아야 한다. 때로는 방광 출혈이 일어나는 경우가 있다. 의사가 출혈의 원인이나 부위를 조사해서 적당히 대처해 주므로 큰 일없이 경과하는 것이 보통이다.

가사에 대해서

방사선 치료 후에는 적어도 2개월간은 몸의 저항이 불충분하기 때문에 신중을 기할 필요가 있다. 수술을 했을 경우에는 상식적으로 2개월 정도는 신중을 기한다는 사실을 알고 있지만, 방사선 치료에서는 언뜻 거의 변함이 없기 때문에 치료가 끝난 후에는, 본인도 주위 사람도 의외로 양생에 무관심한 경향이 있다. 그러나 사실은 수술의 경우보다도 뒤처리가 더 중요하고 쉽게 지치기 때문에 적어도 2개월은 절대 무리를 하지 않도록 한다. 그리고 그 후 혈액 변화가 진정되면, 비로소 이전과 같은 가사로 돌아가는 것이 좋다. 특히 가족의 협력을 부탁해 두고 싶다.

□완치를 위한 치료 후의 건강 진단

자궁암에 걸렸던 사람은 치료가 일단 끝났다고 하더라도 병원과 인연을 끊어서는 안 된다. 그 만큼의 성가신 병을 수술이든 방사선 치료이든, 완전히 치료한다고 하는 것은 사실 이만저만한 일이 아니다. 그리고 병의 성질상 우선 치료를 종료했다고 해도 어딘가에 숨어 있었던 전이가 목을 쳐들지도 모른다. 혹은 철저하게 방사선으로 다 태웠다고 생각해도 그 중에는 몰래 강인하게 저항해서 생존한 암 세포가 있을지도 모른다. 그리고 그런 암 세포가 일정 기간을 거쳐서 급속히 발육할지도 모른다.

또한, 그와 같은 전이나 재발은 전혀 없어도, 대수술 후나 방사선으로 조사한 후에는 전신적으로 변조가 오기 쉽다. 이런 여러 가지의 이유로, 치료 종료 후에도, 정기적인 건강 진단을 받을 필요가 있다. '암이 치료되었다'고 하는 순학문적으로 우선 치료해서, 출혈이나 통증 등이 없어졌다고 하는 의미가 아니다. 재발하는 일이 없이 건재한 것이 치료되었는 의미이다. 그런데 암은 치료하고 난 후 1~2년 정도 사이에 재발하는 경우가 많다. 무사히 3년을 경과하면 재발이 적어진다. 5년 지나면 재발은 매우 적어진다.

앞 페이지의 표와 그림은 우리들의 조사에 의한 치료 후 5년까지의 생존율이다. 제1기, 제2기와 같은 증례에서는 완만한 추이를 보이고 있지만 제4기에서는 1~2년 이내에 사망하는 율이 매우 높다. 그러므로 적어

자궁암 치료 후 생존 곡선(1950~1964년 암 연구 센터)

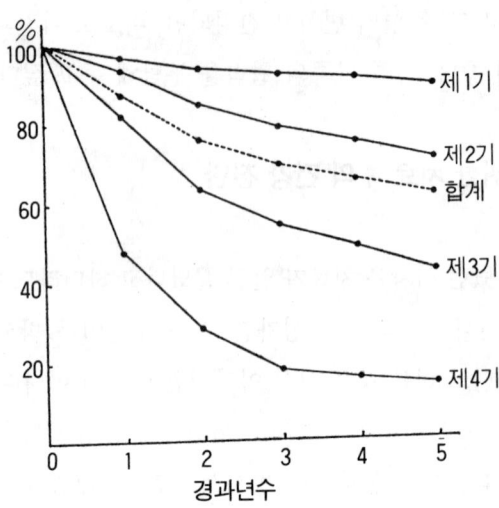

자궁암 방사선 치료 후 생존률(1950~1964년 암 연구 센터)

진행기	치료수	1년 생존수 %	2년 생존수 %	3년 생존수 %	4년 생존수 %	5년 생존수 %
제1기	230	225	210	203	200	189
		97.8	91.3	88.3	87.0	82.2
제2기	687	652	580	539	500	458
		94.9	84.4	78.5	72.8	66.7
제3기	1,146	948	728	622	555	475
		82.7	63.5	54.3	48.4	41.4
제4기	206	98	59	38	33	29
		47.6	28.6	18.4	16.0	14.1
계	2,269	1,923	1,577	1,402	1,288	1,151
		84.8	69.5	61.8	56.8	50.7

도 5년간은 특히 주의해서 건강 진단을 해 나가야 한다. 만일 재발의 징후를 발견하면 빨리 치료한다. 또한 재발은 없어도 몸의 변조로 여러 가지의 장해가 일어날 것이므로 그것을 발견하고, 여병으로 수명을 단축하는 일이 없도록 건강 진단을 정기적으로 받도록 한다.

치료 후의 건강 진단의 시기는 원칙적으로 다음의 요령이 좋다. 제1회째는 치료 후 10일 전후, 제2회는 다시 1개월을 지나고 나서, 그 이후는 3개월마다 다음해까지 계속한다. 제2년째부터는 4개월에 1회 정도 만 5년이 지나고 나서는 1년에 2회 실시하고 10년, 20년 지나도 반드시 1년에 2회의 건강 진단을 한다. 이상의 요령이 표준적인 것이지만, 각각의 경우에 따라서 의사는 다음의 건강 진단 시기를 지시한다. 그 때문에 특히 건강 회복이 늦는 경우는 매월 건강 진단을 하는 경우도 있다. 건강 진단 때에는 원칙적으로 혈액 검사, 전신 상태의 관찰, 국소의 상태를 본다. 필요에 따라서 세포 진찰이나 조직 진찰을 하는 경우도 있다. 또한, 흉부나 뼈의 X선 사진을 찍는 경우도 있다.

우리들은 퇴원 때에 취지를 잘 설명하고, 건강 진단을 하기 위하여 내원하도록 권하기 때문에 대부분 잘 이루어지고 있지만, 그 중에는 잊어버리거나 좀처럼 내원하지 않는 경우가 있다. 그런 경우는 부득이하기 때문에 '건강하게 잘 지내고 있는가?'라는 아주 짧막한 편지를 보내고, 본인의 건강 유지를 위한 건강 진단이기 때문에, 이런 제의를 받기 전에 한 번 내원하기를 바란다.

병원을 우리집 별장이라고 생각하고, 가끔 놀러 온다고 하는 가벼운 마음으로 건강 진단을 받아 주었으면 한다. '그 이후 벌써 5년 지났다', '이미 10년전의 일이에요.' 그런 말을 나는 매일 듣고, 인생의 즐거움을 절실히 느낀다. 이렇듯이 우리들은 이제 서로 타인이 아니다. 따라서, 이사했을 경우에는 곧 병원에 알리도록 하고 있다. 그렇게 해서 항상 건강을 유지하도록 서로 연락을 유지하고 있다.

이것에 비해, 주소가 변경되어 발송한 편지가 그냥 되돌아 왔을 때, 우리들의 마음은 무겁게 가라앉곤 한다. 곧 직원을 보내서 구청, 동사무소, 파출소 등, 예전에 살고 있던 부근의 쌀가게, 야채가게에까지 수소문하여, 겨우 새 주소를 찾아 다시 방문하면 건강한 얼굴로 '어머, 그만 잊고 연락을 못해서 죄송합니다. 빠른 시일내에 건강 진단을 받으러 갈 예정이 었는데……'라고 한다. 한편으론 안심이 되지만, 이렇게 우리들을 걱정하지 않도록 해 주길 바란다. 또한 우리들 의사나 간호사, 그 외 치료를 담당하는 모든 이들은 언제나 환자의 완쾌를 위해 최선을 다하고 있다.

□경암의 치유율

1955~1964년의 치료 환자의 치유율(5년 이상 생존)은 다음과 같다.

이 중에서 우리들 병원에서의 치료 성적을 보면, 제1기는 682례 중 603례(83.4%)가 생존하고, 치료되고 있다. 제2기는 949례 중 680례(71.7%), 제3기는 924례 중 429례(46.4%)로 제1기, 제2에 비하면 치유율이 매우 나빠지고 있지만, 그래도 1/2 정도가 치료되고 있음을 알 수 있다. 제4기에서는 98례 중 불과 19례(19.4%)만이 치료되었다.

외국의 치료 성과는 스톡홀름에서 간행되고 있는 치료 연보에 세계 각국의 주요 병원의 치료 성과가 실려 있다. 이와 같이 세계 각국의 저명 병원의 치유율을 제공하고 있는 것은 그 성적을 비교하고, 치료법의 개선을 도모하기 위해서이다.

자궁 경암 5년 치유률(1956~1960) (치료수 1,000례 이상의 병원)

	제1~4기		제1기		제2기		제3기		제4기	
	치료수	치료율%	치료수	치료율%	치료수	치료율%	치료수	치료율%	치료수	치료율%
코펜하겐	1,667	52.3	592	75.0	565	53.5	374	29.1	136	12.5
라이프니치	1,487	51.3	518	72.2	635	45.0	299	33.4	35	8.6
뮌헨	2,357	58.5	290	83.8	1,002	69.9	958	44.9	107	5.6
오슬로	1,476	55.4	583	75.1	564	51.8	257	30.4	72	13.9
그리비체	2,160	39.7	377	62.9	892	47.2	842	23.0	49	12.2
윌사워	2,011	53.3	378	80.7	906	57.2	702	35.5	25	0.0
부카레스트	1,507	42.1	252	81.3	640	54.5	545	14.3	70	2.9
스톡홀름	2,055	56.8	471	86.4	1.094	60.0	354	26.3	136	8.8
버밍검	1,009	43.0	277	70.8	422	42.4	266	21.8	44	2.3
리버플	1,042	42.0	186	69.4	399	47.1	326	32.5	131	11.5
맨체스터	1,873	42.4	311	69.5	942	46.6	506	26.3	114	6.1
보스턴	1,024	60.6	216	86.6	382	69.9	379	42.5	47	12.8
자그레브	1,670	43.8	266	80.8	429	62.2	815	29.7	160	5.0
동경	1,384	65.8	299	85.6	820	68.4	247	38.1	18	0.0
암 연구센터	1,414	63.2	333	85.0	530	69.6	490	46.7	61	19.7

□재발

재발이란 용어를 의학적으로 정의하면 치료를 끝내고 호전되어 일정 기간, 이렇다 할 나쁜 증상없이 지내다가, 그 후에 같은 종류의 암이 어딘 가에 나타나는 것을 말한다.

경암의 재발은 언제, 어디에서, 어떤 식으로 일어나는지, 그리고 그 치료는 가능한지 알아보는 것은 매우 중요하다. 암이라고 하는 병의 숙명 이라고 해도 좋을 만큼, 암의 재발을 잠시도 소홀히 할 수 없다.

자궁 경암 5년 치유률(1955~1964)

치료수 700례 이상의 병원
자궁암 위원회 제12회 치료 연보에서

	제1~4기		제1기		제2기		제3기		제4기	
	치료수	치료율%	치료수	치료율%	치료수	치료율%	치료수	치료율%	치료수	치료율%
A	1,552	56.1	323	81.1	560	66.1	573	39.3	96	13.5
B	1,676	61.5	347	90.2	732	72.0	443	39.1	154	11.7
C	738	60.3	108	88.0	288	71.5	302	46.0	40	12.5
D	826	57.6	226	85.8	314	62.4	228	32.0	58	22.4
E	1,769	54.0	236	85.6	754	67.6	652	34.4	127	15.7
F	1,217	53.0	256	83.2	437	61.3	459	34.9	65	6.2
G	753	48.9	152	80.0	220	63.0	334	30.2	47	14.9
H	1,027	48.8	225	80.4	422	56.6	354	22.3	26	7.7
I	1,137	48.8	209	81.3	440	61.6	449	24.5	39	10.3
J	713	48.4	113	73.5	303	65.7	236	26.3	61	1.6
K	1,081	66.3	405	86.4	426	67.6	195	33.8	55	23.6
L	927	60.9	372	82.3	330	62.1	195	26.7	30	6.7
M	2,732	67.6	611	88.4	1,537	70.3	539	41.6	45	8.9
암 연구센터	2,653	65.2	682	88.4	949	71.7	924	46.4	98	19.4

재발의 가능성

자궁암은 어떤 때에 재발의 가능성이 있는지 생각해 보자. 우선 제0기의 상피내암의 경우이지만, 이것은 수술에 의해 100% 치료된다. 따라서 재발은 없다. 만일 제0기보다도 진행하기 시작했다면 어떨까. 현미경으로 보지 않으면 모르는 극히 초기의 침윤, 즉 제1기의 시기에서는 이것도 수술로 거의 100% 가깝게 치료할 수 있고, 재발은 드물다. 그러나 분명한 침윤을 보였다면 전이의 가능성이 있고, 그 전이가 수술에 의해서도 남아 있거나 혹은 방사선으로 암이 완전히 사멸되지 않았을 때에는 재발이 일어난다. 암이 진행됨에 따라 전이가 일어나고, 혹은 방사선으로 완전히 치료할 수 없는 예가 나오는 경우가 많아지는 것은 당연해서 재발을 일으킬 가능성이 점점 늘어난다.

재발의 시기

재발의 시기는 치료 후 1년 이내가 상당히 많고, 3년 가까이 되면 감소하고, 5년이 지나면 거의 재발하지 않게 된다. 그러나 7년, 10년, 혹은 20년이나 지나고 나서 재발하는 경우도 있다.

재발의 장소

재발 장소는 가지 각색이다. 수술 후의 재발은 질을 자른 그 뒤에 다시 암이 나타나는 경우(재발—질단단;膣斷端)나 림프절을 깨끗이 잘라 낼 수 없거나, 수술중에 암세포가 흩어졌을 때, 골반 내부에 재발하는 경우가 많다.

이와 같은 재발 외에 멀리 떨어진 부위(원격 부위)에 암이 전이되어 일어나는 재발이 있다. 예를 들면, 골반부터 후복막의 림프계를 암 세포가 상승해서, 대동맥 주위의 림프절에 전이가 생기고, 더욱 올라가서 좌경부의 림프절에 전이한다.(윌효절 전이) 혹은, 복막에 암이 흩어져서 암성 복막염 형태로 재발한다. 또한 폐, 간, 뼈, 뇌, 그 외에도 재발하는 경우가 있다.

재발의 징후

재발의 징후는 재발하는 장소에 따라서 가지 각색이다. 질의 단단(斷端)이나 자궁 질부 등에 재발하는 경우는 대하나 출혈이 유일한 징후인 경우가 많다. 골반내, 혹은 후복막 림프절 전이에 의한 재발에서는 주로 다리의 신경통과 같은 통증이 있는 경우가 많다.

뼈에 재발이 생기는 경우도 통증이 주요 증상인 경우가 많다. 폐나 그 밖의 내장으로의 재발 때에는 처음에는 증상이 나타나는 경우가 없고, 시간이 경과하면 전신이 쇠약해지고 안색이 나빠지게 된다. X선 사진, 그 밖의 정밀 검사를 해서 찾아낸다. 그 외에 이유 없이 혈침이 항진하는 것은 재발의 바로미터인 경우가 많다. 폐 전이가 진행되면 기침이나 혈담이 나온다.

재발의 진단

국소에 재발이 있는지 어떤지의 검사는 특히 세포 진찰이 유용하다. 또한 콜포스카피로 의심스러운 부위를 조사하고 최종적으로는 조직 검사로 결정한다. 그 밖의 재발에 대해서는 재발 부위에 따라서 여러 가지의 징후에 기초하여, 그것을 단서로 해서 증상에 따라 검사를 실시한다. 어떤 경우에는 혈액 검사의 결과를 보고, 또 다른 경우에는 X선 검사 등으로 부위를 알아낸다.

재발의 치료

재발했을 경우, 만약 수술이 가능하다면 적출하는 것이 가장 유력한 치료법이다. 방사선을 다시 조사해서 치료 효과를 올리는 경우도 있다. 재발의 부위와 상황에 따라 치료법이 검토 된다.

재발의 치료 효과

재발한 것을 수술, 혹은 다시 방사선 치료를 해서 얻을 수 있는 치료 효과에 대해서는 일반적으로 상당히 비관적이다. 버팔로 시에 있는 로즈 웰파크 기념연구소의 조사에서는 1941~1950년에 방사선 치료를 실시한

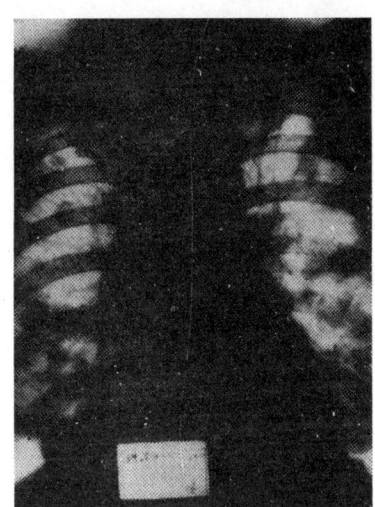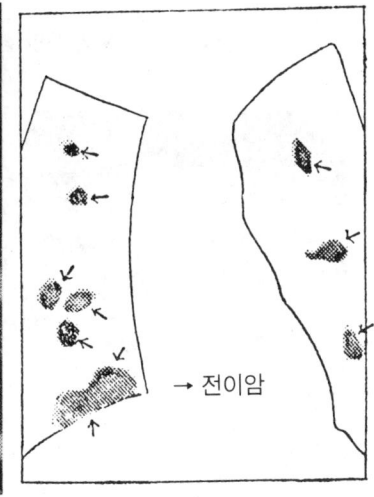

→ 전이암

자궁암의 폐 전이

경암은 1,723례였다. 그리고 방사선 치료에 대해서 저항성을 갖고, 아직 치료되지 않았던 것이 454례로 그 중의 70례에 대해서 다시 방사선 조사를 했지만 5년 후 아직 생존하고 있었던 것이 4례뿐이었다. 또한 첫 치료로 치료되었다고 생각되었지만 재발한 증례는 374례로 그 중 233례에 다시 방사선 치료를 해서 36례가 5년 후 건재하다고 한다. 이렇듯이 재발에 대한 치료 성과는 나쁘지만 재발의 발견 시기에도 관계한다. 초기에 재발을 발견하면 수술이나 방사선에 의해 살아날 수 있는 가능성은 더욱 높다. 이 때문에 첫 치료 후의 정기 건강진단의 중요성을 잘 인식해야 한다.

우리들이 조사한 1960~1964년의 5년간에 치료한 경암 1331례 중 수술수는 556례, 방사선 치료수는 775례였다. 그런데 수술 후에 재발을 발견하고 다시 치료를 한 45례 중, 13례(28.9%)가 치료되었다. 또한 방사선 치료 후에 재발해서 다시 치료를 한 141례 중 21례(14.9%)가 치료되었

방사선 치료 후의 재발을 광범한 수술에 의해 치료한 예

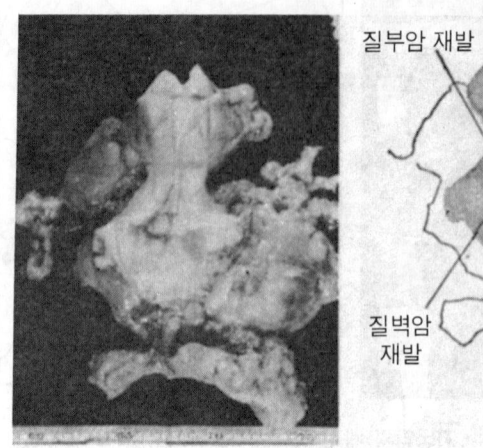
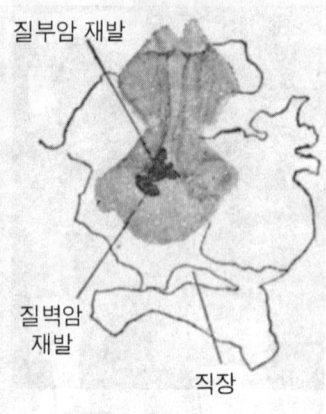

질부암 재발

질벽암
재발

직장

자궁경부에 암이 재발·직장에도 미치고 있다.
자궁과 직장을 방결합직과 함께 적제했다.

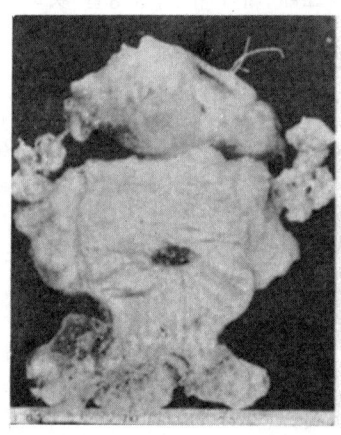
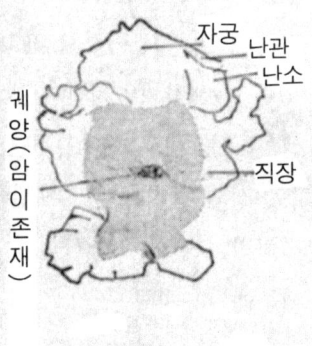

궤양(암이 존재)

자궁
난관
난소

직장

항문도 제거했기 때문에 직장의 절단 상부를 끌어 내려서
새롭게 항문을 만들었다.
현재는 이전과 다름없이 배변이 가능하고 전혀 지장없이
건강하다.

다. 이와 같이 재발했다고 하여 포기하지 말고, 치료하여 고치는 데에 노력해야 한다. 이 의미에서도 치료 후의 정기 건강진단은 정말 중요하다.

□자궁 단단(子宮斷端)암

자궁 단단(斷端)암에 대해서는 전혀 생소한 사람들이 많을 것이다. 이것은 경암의 어떤 특정 경우이다. 이것은 과거에 자궁 체부 적출 수술을 받아 경부만 남아 있는 경우에 그 남아 있는 경부에 암이 발생한 것으로 본질적으로는 경암 그 자체이다. 다만, 경부만을 남기고 자궁의 대부분을 적출하고 있는 경우에 암이 발생하면, 여러 가지 의미에서 보통의 경암과 구별해서 취급해야 하는 사정이 있다.

원래 자궁 경부를 남기고, 그 이외를 적출하는 질상부 절단술은 경부를 남겨 두는 편이 좋다고 하는 의미에서 실시되었음에 틀림없다. 그리고 남겨 둔 경부는 완전히 정상으로, 병에 대한 주의를 충분히 하고 이것이라면 남겨 두어도 별 지장 없다고 판단된 결과, 질상부 절단을 하고 굳이 전적제술을 하지 않았음에 틀림없다. 그런데 그 남아 있던 경부에 암이 발생하는 경우가 있다고 하게 되면, 일부러 경부를 남기는 질상부 절단술을 한 일이 덧없어졌다고 생각된다.

그것은 차치하고 질상부 절단을 하고 나서 몇 년이 지난 뒤 암이 발생하면 단단(斷端)암이라고 하느냐고 하는 문제는 예전부터 여러 가지로 제기되어 왔다. 적어도 질상부 절단술을 한 후, 1년도 지나기 전에 경암이 발견되었다고 하면, 수술을 했을 무렵에 이미 암이 적어도 상피내암 정도나, 혹은 조금 더 진행하기 시작한 상태로 존재하고 있었음에 틀림없다고 추정할 수 있다. 코스피라는 학자에 따르면, 3년 이내에 경암이 발견되었을 경우는 거슬러 올라가서, 질상부 절단을 했을 무렵에 이미 암이 있었음에 틀림없다고 생각되고 있다. 이러한 사실을 우선 알아 두고, 단단(斷端)암의 실태를 살펴보자.

어느 정도 발생하는가

문헌에 수록된 것에 의하면 질상부 절단술을 한 후에 단단(斷端)암이 발생한 비율은 대개 1% 정도라고 하고 있다. 그러나 오늘날과 같이 평균 수명이 늘어나면, 단단(斷端)암의 발생 빈도는 훨씬 높아질 것으로 추정할 수 있다.

다음에 경암의 총수 중, 단단(斷端)암이 차지하는 비율은 점점 증가되어, 통계에 의하면 경암의 총수가 1950~1970년 21년간에 걸쳐 5,549례 이르고 있지만, 그 사이 단단(斷端)암은 161례로, 3.0%를 차지하고 있었다.

단단(斷端)암의 진행기 상태

우리들의 증례에서는 제0기 9.6%, 제1기 25.3%, 제2기 38.0%, 제3기 25.3%, 제4기 1.8%로 의외로 제0기~제2기의 빠른 시기에 발견되는 경우가 많다. 이것은 이전에 자궁 절제를 받고 월경이 폐지해서 출혈이 없어졌는데 부정 출혈이 일어났기 때문에 곧 의사의 진찰을 받고, 빨리 발견된 것이라고 생각된다. 이것과는 완전히 반대로 자신은 이미 자궁 수술을 받았기 때문에 자궁암에 걸리지 않는다고 생각하고, 단단(斷端)암 등은 생각하지도 않고 지내고 있다가 제3기~제4기가 되는 경우도 상당히 있는 사실은 중시해야 한다.

단단(斷端)암의 주요 호소

이것은 일반 경암의 경우와 전혀 다른 점이 없다. 많은 경우, 출혈을 주요 호소로서 진찰을 받고 있다. 또한, 대하가 있다고 말하고 진찰을 받는 사람도 있다. 극히 초기에 그다지 이렇다 할 특징이 없음은 일반 경암의 초기와 다름없다.

그 연령

우리들의 통계에서는 20대에 0.6%, 30대가 6.6%, 40대가 37.3%, 50대가 39.8%, 60대가 14.5%, 70대가 1.2%이다. 가장 젊은 사람이 29세, 가장 나이 든 사람이 74세, 평균 연령은 51세이다. 일반 경암에 비해서 젊은 사람이 적은 점이 눈에 두드러지는 이외에는 다르지 않다.

질상부 절단을 받은 이유

많은 경우, 자궁 근종이 있었기 때문에 질상부 절단을 받은 것(82.4%)이었다. 그 외에는 피임의 목적이 5.9%로 나머지는 부속기 종양이나 포상기태(胞狀奇胎) 등의 경우였다.

임신 분만의 횟수

자궁 근종이 있었고 질상부 절단을 받았기 때문에, 불임자가 일반 경암에 비해 약 2배 많다. 평균 분만 횟수는 일반 경암 환자의 약 1 / 2이다.

치료법

보통의 경암과 마찬가지로 수술 또는 방사선 치료를 하지만, 수술은 이전 수술에 의한 흉터나 유착 때문에 하기 어렵다. 방사선은 특히 자궁 체부가 없기 때문에 질내 조사에는 불편하고, 역시 하기 어렵다. 그 때문에 치유율이 일반 경암보다 조금 밑도는 것이라고 생각된다.

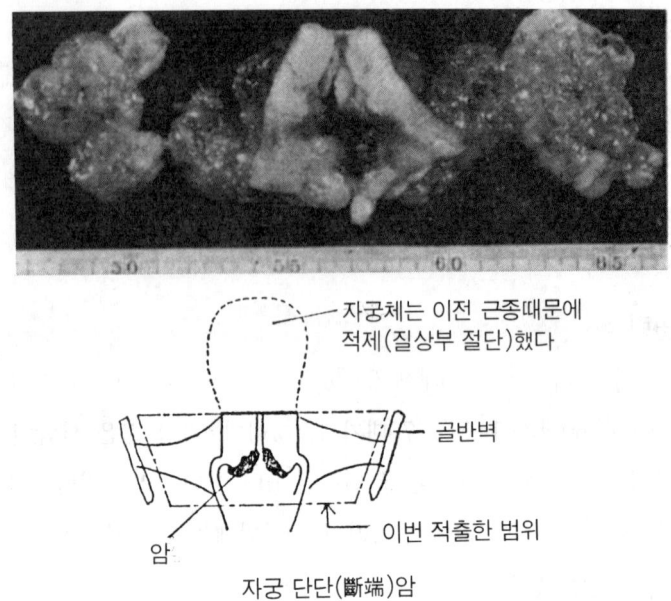

자궁체는 이전 근종때문에
적제(질상부 절단)했다

골반벽

이번 적출한 범위

암

자궁 단단(斷端)암

질상부 절단 수술 후 단단(斷端)암 발견까지의 기간

수술한 지 얼마만에 단단암이 발견되었는가 하는 점은 매우 중요한 문제로 이것을 우리들의 증례에서 골라보면 다음과 같다. 이전에 다른 병원에서 질상부 절단을 받고 나서 5년 이내에 우리 병원에서 암이 발견한 것이 무려 49%, 약 반 수이다. 5~10년이 11.8%, 10년 이상이 39. 2%이다. 또한 1년 이내였던 것이 무려 13.7%나 있었던 점은 경이할 만한 일이다. 클라우스올트라고 하는 학자는 거의 우리들과 마찬가지로 1년 이내가 10.4%, 1~3년이 16.8%, 4~5년이 10.4%였다고 말하고 있다.

이상의 사실을 생각하면 무엇을 위해 질상부 절단술 등을 했느냐고 하는 문제가 제기된다. 아마 자궁의 일부가 남았다고 하는 안도감, 또는 경부를 남겨 두면 성교를 지장없이 할 수 있을 것이라고 하는 의도인 듯하다. 그러나 단순 전적제술을 해도 성생활에 지장이 일어나는 일은 없다. 더구나, 오늘날에는 단순 적제술은 절대 어려운 수술이 아니다. 질상부 절단을 하고, 그 후 경암이 발생한 여성에 이구 동성으로 이전에 전적제술을 받았더라면 하고 한탄하고 있다.

단단(斷端)암은 완전히 예방할 수 있는 암이다. 질상부 절제를 하는 대신 전적제술을 해 두기만 하면 된다. 현재, 이미 질상부 절단술을 받았던 여성은 남아 있는 경부에 암이 발생할 가능성이 이전 수술의 유무에 관계없이 존재한다는 사실을 인식하고, 적어도 1년에 2회의 정기 건강진단을 반드시 받아야 한다.

□임신과 경암과의 합병

임신과 경암이 동시에 있는 경우가 있다. 임신중에 경암이 발견되는 비율은 각국 각병원에서 가지 각색이지만, 그것은 경암에 특히 주의를 기울여서 조사했느냐에 따라 큰 차이가 있다. 또한, 경암 환자에게 어느 정도 임신이 되었는지도 나타내 보았다.

이와 같이, 드물지만 임신과 경암이 합병하고 있는 경우가 있다. 경암은 임신에 큰 장해를 주고, 임신 또한 경암에 끼치는 영향이 크다. 이 때문에 임신과 경암의 합병에 대한 지식을 갖는다고 하는 것은 매우 중요하다. 임신과 경암이 합병하는 예는 물론 비교적 젊은 부인에게 많다. 첫 증상은 출혈이지만, 임신중에는 유산 등의 임신에 관계한 출혈을 먼저 생각하고, 경암에 대해서는 아무래도 소홀해진다. 그래서 진단이 늦어지는 경우가 있다.

임신 후반기가 되어 경암이 발견되면, 경암의 전이가 매우 많아질 가능성이 있기 때문에 임신 초기에 반드시 암이 없음을 확인해 두어야 한다. 이것도 세포 진찰과 콜포스카피에 의해 검사받을 수 있다. 의심스러울 때에는 조직 검사에 의해 결정한다. 이와 같은 검사는 임신중이라도 전혀

표A. 임신에 합병한 경암의 빈도

병원명(소재)	조사 기간	임산부 例數	경암 例數	%	비율
파 리	1940~58(29년)	6652	25	0.38	1 : 268
듀크 대학	1947~57(11년)	8000	23	0.29	1 : 348
하이델베르크	1930~51(22년)	26726	21	0.08	1 : 1274
빈	1901~26(20년)	82825	25	0.03	1 : 3310
시카고 산원	1931~54(24년)	81806	12	0.01	1 : 6817

표B. 경암에 임신이 합병하는 빈도

병원명(소재)	조사 기간	경암 총수	임신 합병수	%
시카고 산원	1931~54(24년)	485	12	2.47
뉴욕 병원	1932~50(19년)	500	4	0.86
파 리	1929~50(22년)	3,069	44	1.44
스톡홀름	1936~45(10년)	2,756	38	1.38
하이델베르크	1930~51(22년)	1,828	21	1.15
빈	1925~53(19년)	3,186	23	0.70
암 연구센터	1950~68(19년)	4,655	55	1.2

지장없이 할 수 있다는 사실을 알아 주기 바란다. 원래 경암은 초기의 것이 진행해서 침윤을 시작할 때까지 어느 정도의 세월이 있기 때문에 임신과 경암의 합병은 원래 경암이 있는 중에 임신했다고 생각해도 좋다.

임신에 합병하고 있는 경암의 진행기는 많은 경우는 제2기나 그 이전의 경우가 많다. 요즘은 제0기에 임신과의 합병이 발견된다. 제3기나 제4기는 비교적 드물다. 그러나 언뜻 보면 제1기나 제2기라고 생각해도 림프절에 이미 전이가 있거나, 폐 등에 원격 전이가 일어나는 경우가 있다. 이런 경우에는 수술을 해 보고, 육안으로는 침윤이 심하지 않은 듯이 보일 때이기도 하다. 이것은 임신에 의해 자궁의 혈류가 활발해지거나, 림프관이 확대되거나 하기 때문에 암 세포가 여기 저기로 운반될 가능성이 매우 높기 때문이 아닐까 라고 생각된다.

그런데 임신에 의해 암의 발육이 빠르다고 하는 확증은 없다. 엠게 박사도 그렇게 결론 내리고 있다. 또한, 임신에 합병한 경암과 그렇지 않은 경암을 동연대의 사람에 대해서 치료 성적을 비교 검토한 사주고 팔마, 라인하드 등의 학자의 연구 보고에서는 그 사이에 차이를 인정하고 있지 않다고 한다. 의외로 그런 것일 지도 모르지만, 우리들은 매우 괴로운 경험을 하는 경우가 있기 때문에 절대 방심할 수 없다고 생각하고 있다.

임신과 경암이 합병했을 경우, 치료는 어떻게 하면 좋은가. 그 본론은 임신하고 있지 않는 경우와 다름없이 진단 후, 가능한 한 빨리 치료를 시작해야 한다. 아기가 태어날 때까지 기다리고 나서 치료하고 싶다고 하는 사람도 있지만 모체가 치료되어 생존할 가능성은 한시라도 빨리 치료를 하느냐, 마느냐에 달려 있다. 임신의 문제는 생각하지 말고, 암 치료를 먼저 해야 한다. 다음의 두 가지 기록에 눈을 돌려 보자. 1934년에 코민즈, 바클레의 빛나는 성공이 있었다. 그것은 임신 26주(임신 6개월 반)에, 제1기의 경암을 합병한 사람에게 라듐의 조직내 조사를 실시해 두고, 달이 찼을 때에 제왕 절개와 동시에 웰트하임 근치 수술을 했다. 이것에 의해 모녀 모두 건재하고, 20년 후에도 아주 건강했다고 한다.

이것에 대해 1929년, 골드스타인, 머피의 보고는 다음과 같은 것이었다. 임신 6개월의 경암 환자에게 곧 라듐 조사를 실시했다. 그리고 그 후 정상 분만에 의해 출산을 끝냈다. 어머니는 생존하고, 13년 후에도 건재했지만, 아이는 머리가 작은 일종의 기형으로 백치가 되었다.

이와 같이 방사선 치료를 임신중에 실시하면 백치의 아이가 태어날 가능성이 있음은, 촌스 및 네일에 의해, 1944년에 보고되었다. 그것에

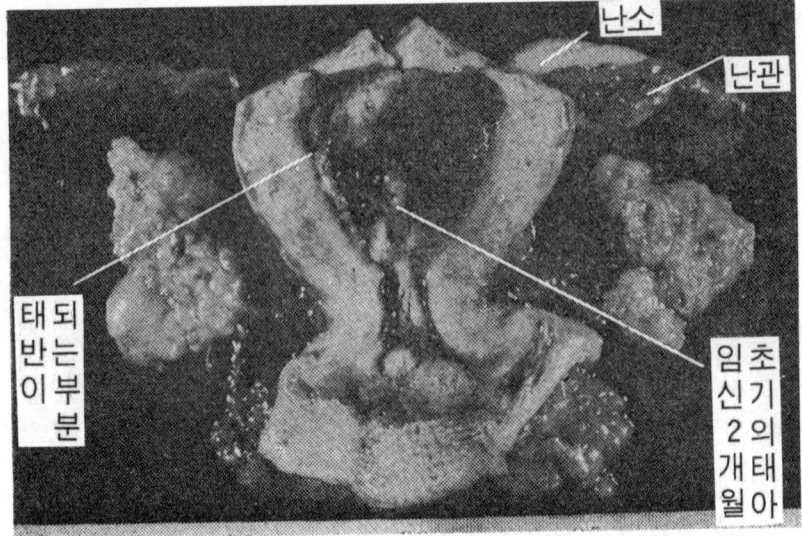

임신과 합병한 경암

따르면 백치가 20%였다고 한다. 임신과 경암이 합병되어 있고, 더구나 태아가 그 시기에서 살 수 없으면, 절개에 의해 중절하고, 암 치료를 실시한다. 만일 살 수 있으면, 제왕절개에 의해 태아를 꺼낸다. 상태가 수술 불능이라면 방사선 치료를 하고, 수술이 가능하면 광범 적제를 한다.

□최후의 임신부터 암 발견까지의 기간

도표에 나타난 것처럼 경암 환자와 체암환자에 대해 조사해 보면, 암이 발견된 시기와 마지막 임신간의 연수에 극단적인 상이가 발견된다. 평균 연수만을 보면, 체암쪽이 경암보다 6~7년 길다고 할 뿐이지만, 내용을 검토하면, 체암의 경우, 마지막 임신보다 6년 미만의 것은 1례도 없었던 사실에 반해, 경암에서는 마지막 임신부터 1년 미만의 것도 있다고 하는 사실이다. 이 때문에 경암에 임신이 합병하는 경우는 가끔 경험하는 일이

최종 임신부터 암 발견까지의 기간

연수	0 ～ 1	1 ～ 2	3 ～ 4	5 ～ 6	7 ～ 9	10 ～ 14	15 ～ 19	20 년 이상	계	평 균
경 암	20	14	13	18	30	85	70	200	450	17년 7개월
(그 중 폐경전의 사람만)	19	14	12	16	24	52	23	18	178	10년 8개월
체 암	0	0	0	0	4	9	12	49	72	24년 5개월
(그 중 폐경전의 사람만)	0	0	0	0	4	7	9	4	24	13년 4개월

다. 그러나 체암과 임신의 합병은 우리들은 경험이 없다.

□인공 임신중절과 경암

전후, 인공 임신중절을 하는 사람이 매우 많아지고 있기 때문에 그것이 자궁암이 되는 데에 직접, 혹은 간접의 영향이 있는지 어떤지는 중요한 문제가 된다고 생각한다.

인공 임신중절은 유방암에 관계가 있는 점은 생각되지만, 자궁암에 대해서는 아직, 확실한 연관성이 검토되고 있지 않다. 우리 병원에서는 경암 500례와 체암 100례에 대해서 중절을 한 횟수를 조사해 보았다. 한편, 그 대조로, 암이 아닌 여성 500례에 대해서도 조사해 보았다. 그 성적은 도표와 같고, 중절의 경험이 있었던 여성은 경암 환자의 24%, 체암 환자의 12%였다. 암이 아닌 부인에서는 30%가 되고 있다. 이것으로 보아 경암 환자에게 인공중절을 한 사람이 특히 많다고는 할 수 없다. 그러나 이것으로부터 결론은 낼 수 없다. 더욱 긴 기간에 걸쳐서 조사해야 한다. 어쨌든 인공 임신중절은 엄중한 의학적 입장에서 보아 부득이

인공임신중절과 자궁암

	실시율	1회	2	3	4	5	6	7	8	9	10
경 암	500예 중 120예(24%)	54	31	21	8	2	3	1			
체 암	100예 중 12예(12%)	7	4	1							
암이 아닌 것	500예 중 150예(30%)	62	43	28	9	5	2				

하게 실시해야 하는 것에 한해서만 하고, 절대 바람직한 수단이 아님은 말할 필요도 없다.

□때를 놓치지 않기 위해서

현재, 자궁암을 불치병이라고 생각하고 있는 사람은 없다고 생각한다. 많은 사람들이 조기 발견에 의해, 이 병을 쉽게 극복하고 있기 때문에 그러나 아직 때를 놓치고 나서 병원을 찾는 사람이 끊이지 않는 것은 어떻게 된 일일까. 나는 이 사실에 대해서 여러 가지의 원인을 찾아 보았다.

지식의 결핍

지식의 결핍은 대부분 나이 많은 여성에게 볼 수 있는 경우로 자궁암에 대한 마음 가짐을 갖고 있지 않다. 따라서 마침내 병이 진행해 버려서, 본인 또는 주위 사람들도 알 정도의 참기 어려운 증상이 나타나지 않으면, 병원을 찾으려고 하지 않는다. 이 병이 진행하면, 허리부터 다리에 걸쳐서 격렬한 통증이 오거나, 옆 사람도 알 수 있는 냄새나는 대하가 있다. 안색이 새파래지고 때로는 부종을 수반한다.

경우에 따라서는 굉장한 출혈이 있거나, 대소변이 앞에서 방류가 되어 버린다. 이것은 자궁암이 방광이나 직장에까지 침입해서 파괴하기 때문에 그것들과 질이 교통하는 구멍을 만들어 버리기 때문이다. 또한 왼쪽 목에 멍울이 생기거나, 기침이 나오게 되거나 한다. 이것은 자궁암이 쇄골상의 림프절에 전이되고, 더욱 폐에도 암이 전이되었기 때문이다. 이렇게 되어 비로소 병원에 찾아왔을 경우, 치료는 거의 불가능하다.

공포심이 강하다

치료 시기를 놓친 자궁암 환자의 이야기를 들어 보면, '만일 자궁암이라면 어떻게 할까? 병원에서 만일 암이라고 하면, 그야말로 큰 일이다'라고. 공포심이 앞서서 1개월, 2개월, 반 년, 1년, 세월이 흐르고, 안타깝게 치료 시기를 놓쳐 버린 경우가 많다. '어째서 작년의 이맘 때 병원에 오지 않았을까'라고 후회하면서 귀중한 목숨을 잃게 된다. 보잘것없는 공포심 때문에 수명을 단축해서는 안 된다.

경제적인 면에서

약간의 출혈이나 대하는 일상 생활에 별다른 지장은 없다. 그러나 만일, 병원에 가면 돈이 든다는 이유로 하루 하루 시간이 지나 치료 시기를 늦추는 사람도 흔히 있다. 확실히 경제 수준이 낮은 나라에서는 무리가 아닌 일일 것이다. 그러나 여기에서 명심해야 할 것은 우리들의 생명은 돈으로 살 수 없는 귀중한 것이라는 점이다. 이 목숨을 소중히 유지하기 위해서는 가끔 정기적으로 건강진단을 받을 필요가 있다. 시계조차 1~2년에 한 번 정도는 분해 청소를 해 주지 않으면, 그 수명이 단축된다는 것을 잘 알고 있으리라고 믿는다.

내복 1벌의 절약으로 건강진단을 받을 수 있고, 양복 1벌로 가벼운 병을 치료할 수 있다. 자신의 생명을 소중히 유지하기 위해서는 평소부터 스스로 준비를 해 두어야 한다. 만일 병이 진행되고 치료를 받게 될 경우엔 치료도 어렵고, 치료 일수도 늘어나서 지출이 증가될 뿐만 아니라 치료될 확률도 낮아진다. 병의 초기에 치료를 하게 되면 치료도 쉽고, 치료 일수도 줄고, 지출도 감소되고, 완전히 치료할 수 있다.

치료를 두려워한다

자궁암을 치료하게 될 경우에 매우 아프지 않을까, 고통스럽지 않을까라고 걱정하는 나머지, 시기를 놓치는 사람이 많이 있다. 이가 상해서 결국은 치과에 가야 한다고 생각하면서도 저 '으드득 으드득'하는 기구를 떠올리면 공포심이 일어나 2개월이나 3개월을 그냥 보내 버린 경험은 누구나 한 번 정도는 겪어봤을 것이다. 이(치아) 치료라고 하면 고작 상한 이를 빼내거나 새로운 이(의치)를 해 넣는 방법이 있지만, 자궁암인 경우에는 소중한 생명을 잃게 되므로 세심한 주의가 필요하다.

자궁암의 치료에는 앞에 서술했듯이 방사선 치료와 수술이 있다. 현재는 의학의 진보로 인해 치료를 하기 위해서 고통을 주는 일은 거의 없으므로 두려워하지 말고 건강진단을 받아 주기 바란다. 건강진단이란 본인은 전혀 깨닫지 못할 만큼 간단히 이루어지기 때문에 진찰을 두려워 할 필요는 없다.

부끄럽게 여긴다

산부인과 진찰을 받는 일을 부끄럽게 여기기 때문에 때를 놓치는 사람이 가끔 있다. 이것이야말로 정말 어리석은 일이다. 자신의 생명을 지키는

데 부끄럽다느니 뭐니 말할 수 있을까. 암은 전염병이 아니다. 성병도
아니다. 병원문을 통과하는 것은 절대 수치가 아니다.

미망인과 미혼 여성

미망인이기 때문에 치료 시기를 놓치는 경우가 많다는 실례가 있다.
어째서 미망인은 치료 시기를 놓치는 것일까? 생각해 보면, 다음의 3가지
이유를 들 수 있다.

우선 첫째는 부인병은 부부 생활을 하지 않으면 걸리지 않는다고 하는
잘못된 생각때문이다. 남편이 없으므로 부인병에 걸릴 이유가 없다고
생각하는 것은 성병에 대해서만 적용되는 것이다. 그러나 자궁암은 다르
다. 자궁암 중의 체암은 미혼 여성에게 많이 발생한다. 암은 개체에 발생
하는 것으로, 배우자에 의한 것이 아니므로 미망인은 물론 미혼 여성에게
도 발생한다.

둘째는 사람 앞을 꺼리는 것이다. 미망인인데 산부인과를 찾으면, 이상
하게 생각하지 않을까 라는 고정관념 때문에 결국은 치료 시기를 놓쳐
버리는 것이다. 또한 산부인과 병 중에는 암 이외에도, 결혼 생활에 무관
계한 여러 가지의 중요한 병이 있기 때문에 산부인과의 진찰을 받는 것은
부끄러운 일이 아님을 누구나가 인식해야 한다.

셋째는 미망인의 경우, 특히 결정적인 원인이다. 그것은 자궁암 중에서
도 가장 많이 발생하는 경암은 자궁 입구에 발생하기 때문에 성교 후에
출혈하는 경우가 매우 많다. 성교의 기회가 있으면, 빠른 시기에 증상이
나타난다. 즉, 성교 직후에 출혈이 있거나, 다음날의 대하가 갈색이거나,
혈액이 섞이거나 한다. 미망인에게는 이런 기회가 없기 때문에 암이 점점
커져서 암 조직이 자연히 무너지기 시작해서, 배변 때나 일을 하고 있을
때 등의 사소한 기회에 상당한 출혈이 있어야 비로소 깨닫게 된다. 이렇게

되면 오늘 처음 출혈을 깨달았다고 해도, 이미 암 자체는 상당히 진행되어 있는 경우이다. 이런 사람은 정말로 불쌍하다고 생각한다. 미망인은 반드시 1년에 1~2회 정도 산부인과의 정기 건강진단을 받도록 한다.

연령의 이유로

젊다는 이유 하나로 대부분의 사람들은 이 나이에 암에 걸리지는 않을 것이다 라고 생각하고 있는 듯하다. 20대 여성이라도 이 젊은 나이에 암에 걸릴 리가 없다 라고 방심해서는 안 된다. 20대 여성의 자궁암은 드물지 않다. 그 중에는 임신중이나 분만 후에 자궁암을 발견한 사람도 있다. 임신을 경과한 자궁암은 뒤가 좋지 않은 경우가 가끔 있다. 이 사실을 잘 알아두기 바란다. 또한 70세, 80세의 여성에게도 자궁암은 상당히 많이 발견된다. 자궁암은 연령과는 아무 관계가 없고, 특히 가족 중에 암에 걸린 사람이 많은 여성은 젊은 시기부터 정기 건강진단을 받도록 한다. 적어도 1년에 2회, 검사를 받는다면 안심할 수 있다.

자궁암을 진행 정도와 연령과의 관계에서 보면 젊은 여성은 병이 매우 가벼운 시기에 발견되는 경우가 많고, 이 사실은 최근 점점 더 확실해졌다. 젊은 여성이, 여성 위생에 대해서 적극적인 지식을 갖게 되었기 때문이라고 생각된다.

여자로서의 가치가 없어질까

자궁암을 치료하면 이로 인해 여자로서의 가치가 없어질 것이다. 그렇게 되면 살 가치가 있을까? 그런 식으로 생각하고 세월을 하릴없이 보내서 병을 진행시키는 경우가 있다. 이것은 특히 젊은 여성에게도 많이 있지만, 대다수 여성들의 일반적인 경향이라고 지적할 수 있다. 이러한 경우 또한 여성들의 잘못된 고정관념에서 비롯되는 것이다.

 자궁암을 치료한 후에도 여성은 어디까지나 여성이고, 부부 행위도 정상적으로 가능하다. 그러므로 절망할 필요가 없다. 가령, 현기증이 있거나, 피가 거꾸로 올라오는 듯한 난소의 결락 증상이 나타나기도 하지만 그것은 호르몬 요법에 의해 치료할 수 있다. 자궁암 수술 후에 오히려 예전보다 부부 관계가 원만해져 매우 행복하게 지내는 것을 종종 보았다. 만일 잘못된 생각을 갖고 있어 진찰을 받지 않는 사람이 있다고 한다면 유감스럽기 이를 데 없다.

 이상 서술한 여러 가지의 이유로 치료 시기를 놓치는 사람이 있다. 그러나 자궁암을 올바르게 알면, 시기를 놓칠 때까지 방치해 두는 일이 없어질 것이다. 다행히, 자궁암의 조기 진단은 간단하고, 빠른 시기에 치료하면, 이렇게 손쉽게 암을 정복할 수 있을까 라고 놀랄 정도이다. 부디 치료 시기를 놓치는 여성이 없도록 명심하기 바란다.

제 4 장

체암(體癌)

체암은 자궁의 체부(안쪽의 부분) 내막에 발생하는 암이다. 내막은 난포 호르몬으로 증식 비후하고, 배란 후에 분비되는 황체 호르몬으로 성숙해서 임신 준비를 한다. 임신하지 않으면 월경이 되어 박탈되는 특수한 조직이다.

체암은 경암과 달리 자궁의 입구를 봐도, 암이 있는지 어떤지 모른다. 전문의에게 있어서는 안쪽을 조사해야 하는 점 경암과 매우 다른 점이지만, 그 외 같은 자궁암이라도 경암과 체암은 여러 가지 점에서 대단한 차이가 있다. 일반적으로 자궁암이라고 하는 것은 보통은 경암을 가리키고, 체암은 특별히 취급한다. 그 이유는 앞으로 설명하는 것으로 알게 될 것이다. 체암이라고 하는 특수한 그룹이 있음을 염두에 둘 필요가 있다.

□ 발생의 비율

체암은 동양인에게는 적다. 그러나 백인에게는 상당히 많이 볼 수 있는 병이다. 우리 나라에서 체암은 자궁암 전체에 대해서 고작 4~5% 정도밖에 안 되지만, 외국에서는 15~30%에나 이르고 있다. 극단적인 보고에서는 체암쪽이 경암보다 많다고 하는 것도 있다. 특히 유대계의 여성에게는 체암쪽이 많다고 한다.

이와 같이 인종에 따라서 극단적으로 다르다고 하는 것은 원인을 생각할 때, 매우 큰 단서가 된다. 즉 인종적인 체질의 차이나 생활 습관이 영향을 미치는 것일 지도 모른다. 사실은 체암의 다소라고 하는 사실과 유방암의 다소라고 하는 사실은 상당히 상이점이 있다. 이런 사실도 간과할 수 없을 것이다.

□그 연령

체암의 연령 분포는 경암과 비교해서 대단한 차이가 있다. 경암은 젊은 여성에게도 상당히 많아, 45~55세를 최고로 해서 그 후, 고령이 될 때까지 완만한 커브를 그리고 분포하고 있다. 그것에 반해, 체암은 40세 미만의 젊은 여성에게는 매우 적고, 50~55세에 정점을 이루고, 그 이후 고년으로 분포하고 있다. 따라서 평균 연령을 비교해 보면, 경암은 51.5세, 체암은 56.2세로 체암이 3.7세 더 많다.

□월경력과의 관계

체암 환자의 월경력을 조사해 보면, 초경은 특히 차이가 없지만 폐경

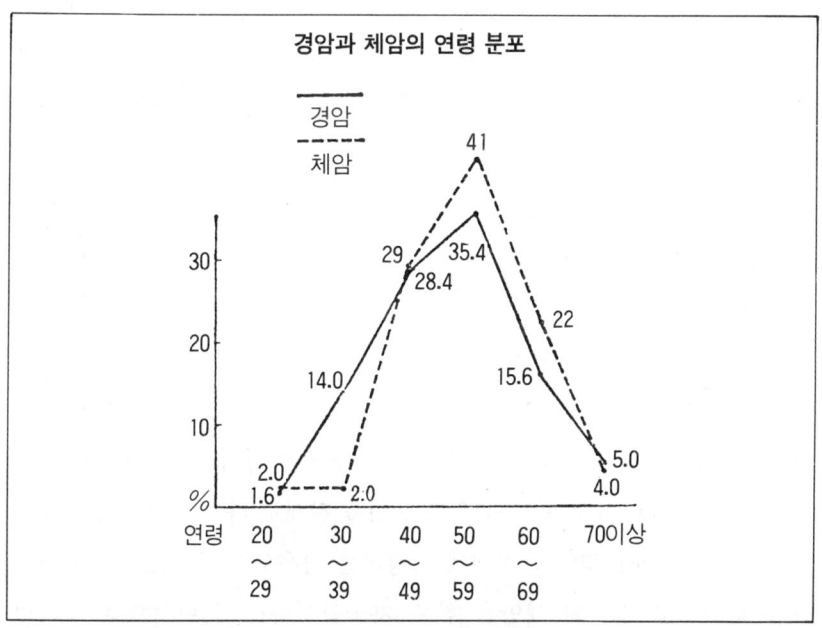

경암과 체암의 연령 분포

연령은 경암 환자에 비해서 약간 늦다. 체암 환자의 폐경 연령은 평균 49세 10개월이고, 경암 환자는 48세 3개월이다. 체암 환자 쪽이 1년 7개월이나 폐경이 늦다. 이것은 모두 폐경 후에 암이 발생한 환자에 대해서 조사한 숫자이다.

다만 체암의 경우, 폐경 후 얼마 안 있어 발병하면, 체암 때문에 일어난 출혈을 월경으로 착각하고 있는 경우가 많다. 이 사실은 잘 기억해 두어야 한다. 이 때문에 불순이 되고 있는 폐경기의 월경이 계속 있으면 이상하게 생각하고 진찰받아야 한다. 월경이라고 생각되지만 사실은 체암의 출혈인 경우가 실제로 많기 때문이다.

□임신 분만과 체암

체암 환자의 임신 분만과의 관계는 가장 주목을 끄는 문제이다. 왜냐하면 체암은 불임인 사람에게 매우 많은 사실이 있기 때문이다. 우리들의 증례에서는 불임이었던 사람이 28%나 되었다. 미산부가 차지하는 %이지만, 체암은 경암의 4배 이상이 되고 있다. 경암은 결혼한 여성에게 있는 것이 보통이다. 그러나 체암은 전혀 결혼을 경험하지 않은 부인에게도 분명히 발생한다. 예를 들면, 수도승과 같은 여성에게도 체암은 발생한다. 더구나 절대 드물지 않다. 이와 같이 체암은 미산부, 불임증 부인에게 많은 특징이 있다. 이것에 관련해서 또 한 가지 중요한 사실을 조사했다. 그것은 다음과 같은 점이다.

체암이 있는 여성은 경산부라도, 최종 임신부터 체암 발견까지의 기간이 일반적으로 상당히 오랜 동안, 적어도 8년 이상의 불임 기간이 있는 경우가 보통이다. 이것은 2차적으로 불임을 전제로 하고 있다고 생각해도 좋다. 이것에 반해, 경암은 임신에 합병하는 경우도 드물지 않다. 이 사실만을 보더라도 경암과 체암은 같은 자궁암이라도, 극단적으로 성격의 차이가 있음을 알 수 있다. 체암이 존재하면, 수정란이 착상할 수 없기 때문에 임신은 불가능하다고 하는 기계적인 이유로 체암과 임신이 합병하지 않는다고 하는 것과는 전혀 다른 이유를 찾아 낼 수 있었다.

우리들은 '체암은 불임을 선행한다'고 하는 극단이라고 생각되는 가설을 세울 수도 있다고 생각할 만큼, 서로 관계가 있다고 인정하고 있다. 체암 환자의 평균 임신 횟수는 경암에 비해서 반 이하로 적다.

□유전 관계

암의 유전 관계에 대해서는 오늘날 확실하게 밝혀지고 있지는 않다. 3대에 걸쳐 암이 있는 비율을 조사하면, 경암은 15.6%였지만, 체암은

□체암과 월경력
① 초경 연령

	12세까지	13세	14세	15세	16세	17세이상	평 균
체 암	11.1%	20.4%	27.8%	19.4%	1.9%	15.7%	14세 9개월
경 암	1.0%	15.6%	25.0%	27.0%	16.4%	9.0%	14세 9개월

② 폐경 연령

	40세까지	41~45세	46~50세	51~55세	56세이상	평 균
체 암	9.1%	3.0%	42.4%	39.4%	6.1%	49세 10개월
경 암	3.5%	20.4%	47.9%	26.5%	2.7%	48세 3개월

□체암 환자의 임신과 분만 횟수

횟수	0	1	2	3	4	5	6	7	8	9	10이상	평균
임신	27%	12%	15%	11%	9%	10%	6%	6%	1%	0%	3%	2.78회
분만	28%	14%	23%	7%	11%	8%	3%	3%	1%	1%	1%	2.31회

28.7%에 이르고 있었다. 조사에 의하면 경암에 비해 체암은 유전의 소인 이 높다는 것을 나타내고 있다.

월틴(1925년)이라고 하는 학자의 보고에 'G가족'이라고 하는 유명한 암 가계의 연구가 있다. 이 가계에서는 3대에 걸치는 조사에서 173명 중, 41명의 사람에게 43종의 암이 발견되었다. 20명의 남자에게는 모두 소화기에 암이 발생했고, 23명의 여자 중, 6명만이 소화기의 암이고, 1 5명은 자궁 체암이 발생했다. 그러나 경암은 한 명도 없었다.

□체질과 체암

경암에 비하여 체암은 특이한 점이 여러 가지 있지만, 체질적인 문제를 우선 생각할 수 있다.

체형에 대해서

체형에 대해서 조사해 보면, 체암 환자에게는 비만형의 사람이 매우 많은 사실을 알 수 있었다. 우리 나라 여성에서는 체암 여성의 약 1/3 는 비만형이었다. 그러나 모든 체암 환자가, 비만이라고 하는 것은 아니 고, 원래 마르고 여윈 여성이라도 체암은 발생하고 있다.

외국의 보고를 보면, 체암의 특징 중 하나로서 비만이 들어지고 있듯이 비만은 체암 발생의 유인적인 체질의 하나로서 생각된다. 이것으로 이해 할 수 있는 사실은 우리 나라 사람은 비만 여성이 백인에 비해 매우 적은 사실, 그리고 체암이 백인에 비해 매우 적은 사실, 이 관계가 체암 발생의 유인에 크게 역할을 하고 있을 것이라고 하는 사실이다. 더구나 비만이라 고 하는 체질은 내분비 기능에 관계가 있기 때문에 체암이 발생하기 쉬운 체질이다.

당 대사(糖代謝) 장해와 체암

비만, 호르몬이라고 생각하면, 의학 상식으로 곧 당뇨병, 또는 당 대사의 장해의 유무와 체암과의 관련에 대해서 상상이 미친다. 대개, 백인에게는 당뇨병이 많다. 우리 나라 사람에게는 적다. 백인의 당뇨병은 매우 중증이 되는 것이 많고, 혼수 상태에 빠져 사망하는 경우도 절대 드물지 않다. 그것에 반해, 우리 나라 사람의 당뇨병은 무거운 것은 적다. 이런 체질적인 차이가 본래 우리 나라 사람과 백인에서 분명해지고 있다.

체암이 백인에게 많고, 우리 나라 사람에게는 적은 사실과 비만, 당뇨와의 관계를 살펴보는 것은 매우 흥미 있는 일이다. 사실, 백인은 체암 환자의 특징으로서 당뇨의 합병이 고율이라는 사실이 보고 되고 있다. 그렇다면, 우리 나라 사람은 과연 어떤 상태일까. 우리들은 체암 환자의 대해서 당뇨의 합병을 조사했다. 원래 우리 나라 사람에게는 당뇨병이 적기 때문에 정밀하게 조사해서 혈당 검사를 해 보았다. 이것은 일정 시험식을 먹은 후에 혈액 중의 당분을 측정해서, 정상과 비교하여 어떤 차이가 있는지를 추구한다. 그 결과 환자의 30%에게 160mg / d l 이상의 높은 혈당치(보통은 80~120mg / d l)를 증명했다. 이것에 대해, 경암 환자에서는 17%에게서만 과혈당증을 보았다. 이와 같이, 혈당을 측정해 보고 고치를 나타내는 예가 체암에게 많다고 하는 사실은, 하나의 유인적인 체질이라고 생각할 수 있을 것이다.

고혈압과 체암

비만, 당뇨, 체암의 관계가 어느 정도 긍정되면, 당연히 혈압과 관계는 없을까 라고 생각한다. 이것도, 외국에서는 체암과 고혈압과의 합병이 주목되고 있는 문제로, '비만, 당뇨, 고혈압'은 체암의 3징후라고 조차 일컬어질 정도이다.

198

우리 나라의 체암 환자에 대해서 조사해 본 바로는 최고 혈압 150 이상을 경계로 해서, 고혈압의 비율이 26%를 보이고 있다. 이상과 같이 체암의 경우의 비만, 당뇨, 고혈압의 합병은 경암의 여성이나 정상 여성보다 고율로, 확실히 체질적인 요소를 생각하게 한다. 실제로 이와 같은 대표적인 증례를 흔히 볼 수 있기 때문에 매우 그 느낌을 깊게 하는 경우가 있다.

그러나 체암은 반드시 그런 체질의 여성에게만 발생하는 것이 아니고, 중간 체격의 여성이나 마른 여성, 더욱이 혈압이 낮은 여성에게도 잘 발견된다. 이렇게 해서 체질적인 특이성도 결코 절대적인 것이 아님을 미리 말해 두고 싶다.

□거세(去勢)와 체암의 발생

자궁 근종 때문에 혹은 피임의 목적으로, 이전에 X선 조사를 받은 적이 있는 사람에게 체암이 발생하는 경우가 있다. 우리들도 수례를 경험하고 있지만, 셰피는 체암 환자의 1%가 방사선에 의한 거세를 입고 있었다고 보고했다. 랜들이나 하테크는 0.5%가 이전에 거세하고 있었다고 하고, 스페아토는 8%라고 말하고 있을 정도이다. 이전에 한 거세와 체암이 어떤 인과 관계에 있는지 곧 결론은 나지 않지만, 주목해 두어도 좋을 것이다.

□에스트로겐(난포 호르몬)과 체암

소위 호르몬제를 주사하거나 복용하면, 암에 걸리느냐고 하는 질문이 흔히 있다. 그것과 가장 관계가 깊은 것이 체암과 유방암이다. 이 체암과 유방암은 에스트로겐(난포 호르몬)에 관계가 있을 가능성이 생각되기 때문이다.

갱년기 증상에 대한 치료를 위해서나, 자궁 발육 부전에 대한 치료를 위해서 의사가 이용하는 호르몬제에 의해 암이 발생하는 경우는 생각할 수 없다. 유방암이 에스트로겐으로 발생하는 동물 실험이 있지만 그것은 인간이 치료상 사용하는 상태와는 조건이 전혀 다른데다가, 사용하는 호르몬의 양과 기간이 전혀 비교가 되지 않는다.

갱년기나 그 이후에 호르몬 주사를 맞고 출혈하는 경우가 있다. 그것은 인위적으로 자궁내막의 비후를 초래했기 때문으로, 그것만으로 체암이 발생한 것이 아님은 분명하다. 난소에 특수한 종양이 있어서 그것으로부터 에스트로겐이 다량으로 분비되는 것이 있다. 이 난소 종양과 체암과의 합병이 외국에서는 가끔 보고되고 있다. 그런 사실에서 장기간에 걸쳐 에스트로겐이 작용하면, 체암 발생의 유인이 될 수 있을지도 모른다.

황체 호르몬 분비가 결여해서 난포 호르몬만의 일상성 주기를 반복하고 있는 상태는 체암의 발생 요인이라고 생각할 수 있을 것이다. 불임 여성에게 체암이 많은 것은 그 사실을 간접적으로 증명하고 있다고 생각된다. 그런데 나는 3명의 체암 환자가 장기간에 걸쳐서 에스트로겐을 사용하고 있었다고 하는 예를 경험하고 있다. 그러나 그 사람들을 수술해서 꺼낸 표본을 자세히 조사해 보았지만, 에스트로겐 사용에 의해 암이 발생한 것이라고는 결정할 수 없었다. 오히려 암이 발생해 있는 곳에 에스트로겐을 사용해서 출혈을 초래하여 진찰을 받는 동기가 되었던 것은 아닐까 라고 생각되었다.

□체암의 증상

체암의 주요 증상이 되는 것은 이상 출혈이 거의 대부분(약 93%)이다. 그 사람이 아직 폐경전이었다면, 월경 과다, 혹은 주기의 불규칙을 호소하는 것이 시작이다. 체암은 폐경 전후에 발병하는 경우가 많다. 그 때문에 그런 경우에는 나이 탓으로 월경이 늦춰졌을 것이라 생각하고, 방치해 두는 경우가 있다. 또한 수개월부터 수년 동안 폐경되다가 다시 출혈이 있는 경우가 있다. 그것이 체암이 시작되었기 때문이라고는 깨닫지 못하고, 다시 월경이 일어난 것이리라고 소홀하게 지내는 경우가 있다. 혹은 다시 젊어져서 월경이 나온 것이라 생각하고 기뻐하는 경우도 있다. 그 사이에 암은 활발히 진행되고 있다.

폐경 후에 이와 같은 출혈이 있었을 경우, 보통의 월경과 같이 수일간 계속되고, 다음에 딱 멈춰 버리는 것이 아니다. 조금씩, 혹은 상당한 양의 출혈이 있고. 적어지거나 멈추거나, 또는 출혈하는 등 매우 불규칙적이다. 피의 색은 선혈인 경우도 있지만, 대부분은 암적색으로, 갈색이나 초콜렛색인 경우도 있다.

심프슨 징후라는 것이 있다. 자궁속에 종양이 생겨 있으면, 이것을 배출하려고 자궁이 수축 운동을 할 때에 진통 작용과 같은 통증이 있는 경우가 있다. 그것을 말하는데 이런 징후는 체암의 경우에도 나타나는 경우가 있다. 그러나 그것은 출혈에 비하면 훨씬 적다. 드물게는 출혈을 호소하지 않고, 대하가 많다든가, 요통을 주로 호소하는 등의 경우도 있다.

대부분의 경우(56%), 이상 출혈이 시작되고 나서 6개월 이내에 진찰을 받고 있다. 이론적으로는 하루 빨리 진찰을 받는 편이 병이 가볍지만, 사실은 반드시 그렇다고는 할 수 없고, 곧 진찰해도 상당히 심한 경우도 있고, 1년이나 지났는데 의외로 증상이 가벼운 경우도 있다.

□**체암 환자의 자각 증상이 시작되고 나서 내원할 때까지의 기간**
 (1949~1970년 암 연구센터)

	근치례(1950~1940)		사망례(1050~1970)	
	No.	%	No.	%
0~1개월	21	16.4%	10	22.7%
1~3개월	24	18.8%	8	18.2%
3~6개월	21	16.4%	6	13.6%
6~12개월	28	21.9%	8	18.2%
12~24개월	14	10.9%	6	13.6%
24개월 이상	20	15.6%	6	13.6%
	(128)		(44)	

□체암의 진단

우리들은 체암 진단에는 부정 출혈이 자궁암에서 나오는 것임을 잘 확인하고, 체암의 가능성을 염두에 둔다. 그것이 가장 중요한 열쇠이다. 산부인과의 특히 암을 대상으로 하는 진단 방법으로서는 세포 진찰(스미야법), 콜포스카피 내진이라고 하는 일련의 진찰 방법이 있다.

체암의 경우, 자궁이 증대해 있는 경우가 많지만, 나중의 체암의 진행법 항에서 자세히 서술하겠지만 정상이나 그 이하로 위축해서 작아져 있는 경우가 30%나 있기 때문에 내진해서, 자궁의 크기나 단단함 등으로는 모른다고 생각해도 좋다. 그래서 내진이라고 하는 방법보다 적극적인 수단으로 확인해야 한다.

세포 진찰은 경암의 경우의 진단율은 매우 뛰어나지만, 체암에 대해서는 보통하고 있는 질 스미야에서는 암 세포를 알아내는 발견율이 60% 내외에 불과하다. 그것을 자궁 내강에서 채취한 것을 조사하면 86%로 향상하고 있다. 질 스미야 뿐만 아니라, 자궁 내막 스미야를 검사함으로써 발견율은 높아진다. 콜포스카피는 자궁질부의 관찰은 가능하지만, 체암이 발생해 있는 자궁 내막을 보는 것은 전혀 불가능하기 때문에 체암의 발견에는 도움이 되지 않는다. 다만 출혈이 자궁질부에서가 아니고, 자궁 내막에서 임을 볼 수 있다. 이런 사용법도 콜포스카피의 가치의 하나이다.

체암의 경우, 내진이나 시진, 콜포스카피로는 아무런 이상이 없는 경우가 의외로 많다. 혹은, 노인성 질염의 징후만을 알 수 있는 경우도 있다. 그런 경우, 호르몬 요법을 곧 실시할지 어떨지, 그것을 정하기 위해서 우리들은 자궁내막의 성상을 알아 두는 것이 중요하고, 그런 의미에서 내막을 검사했다가 체암을 발견한 예가 가끔 있다.

아무튼 자궁 질부에 특별한 변화가 없고, 부정 출혈을 호소하고 있고, 내막에 이상이 있다고 생각될 경우에는 내막의 스미야 검사와 함께, 자궁 내막의 진사 소파(診査搔爬)를 실시해서 내막의 조직 검사를 하는 것이 가장 중요하고 자시 자신의 거짓없는 경험에서 말해 '자주 내막 검사를 할수록 체암을 잘 발견할 수 있다'라는 것이다.

내막 소파는 자궁 질부의 조직 검사와 달리, 다소의 위험을 수반할 가능성이 있고 아플 경우도 있기 때문에, 난용은 물론 피해야 하지만, 전문가가 체암의 가능성을 생각하는 경우가 있다면, 굳이 실행해야 하는 검사 수단으로 체암 진단의 최대의 결정수이다. 내막 소파에 위험이 있다고 했지만, 익숙한 전문의가 실시하면 위험은 적다. 체암을 간과하는 듯한 사태와 비교하면, 진사 소파는 자발적으로 실행해도 별지장 없다. 이런 것은 보통은 입원을 필요로 하지 않지만, 특히 어려운 경우에는 장기간 입원하는 편이 안전하다. 내막의 조직 조각을 보고, 곧 체암이라고 알 수 있는 경우도 많지만, 자세히 조직 검사를 해야 비로소 암임을 알 수 있는 경우도 드물지 않다.

□체암 진행 과정의 분류

체암 진행기의 분류는 1936년에 하이먼 박사가 정한 분류가 오랜 기간 동안 사용되고 있었다. 이것은 암이 자궁에만 있는 경우의 제1기와, 자궁 밖에까지 미치는 제2기의 두 가지로 나누고 있었다. 경암의 분류는 제1기부터 제4기까지 합리적으로 분류되어 있었기 때문에 최근에는 체암에 대해서도 합리적인 분류가 제안되어, 국제적으로 이용되게 되었다. 그것은 다음과 같다.

제1기──암이 체부에만 있는 경우.

제2기──암이 체부 뿐만 아니라, 경부까지 침범해 있는 경우.

제3기──암이 자궁 밖까지 퍼져 있지만, 소골반을 넘고 있지 않는 경우.

제4기──암이 소골반에까지 퍼진 경우. 혹은 암이 방광이나 직장 점막까지 침범한 경우.

이상의 분류는 경암의 경우에 준하고 있어 편리하다. 나중에 서술하는 치유율도 이 분류에 따라서 해설하고자 한다.

□체암의 진행 방법

체암은 대개 어느 기간, 자궁내에만 발육하고 있는 경향이 강하다. 경암은 빨리 전이를 일으키기 쉽지만, 체암은 그 점에서 경암에 비해, 상태가 좋다고 생각되고 있다. 자궁 내막, 즉 월경 때에 탈락해 오는 내막 부분에 발생하는 체암은 우선, 그곳에서 증식한다. 처음 발생한 장소 부위에서 커지고, 자궁질을 향해 증식해 가는 한국형(限局型), 처음 발생한 부위에서 주위로 퍼져 가는 미만형(彌漫型)으로 크게 나눠지지만 어느 쪽이라고

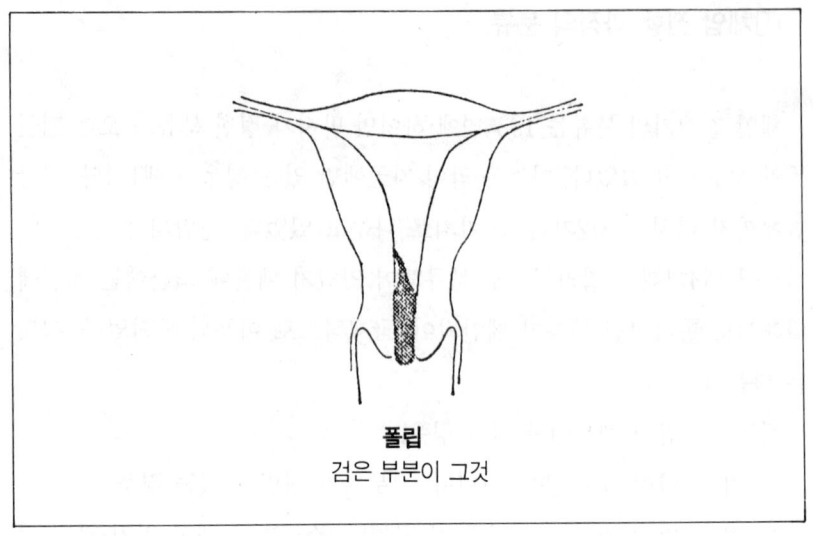

폴립
검은 부분이 그것

구별이 되지 않는 중간형도 있다.

증식의 방향이 자궁강쪽을 향해 가는 외향성 발육의 형식과 이것과는 반대로, 자궁내막의 심부 근층을 향해서 침입해 가는 내향성 발육이 있다. 그 혼합형도 있다. 또한 비교적으로 주로 내막만을 넓게 침범해 가는 표층성 증식이라고 하는 것도 가끔 볼 수 있다. 외향성 발육형의 것은 폴립상이 되는 경우도 있다. 내향성 발육형을 취하는 경우가 악성도가 강한 사실은 당연하다.

체암이 발생하면 자궁은 증대하지만 실제로는 반드시 그렇다고 할 수 없다. 수술해서 떼낸 자궁에 대해서, 그 크기를 조사한 결과 표와 같이 되었다. 약 50% 가까이까지 정상대, 또는 그 이하의 자궁이었다. 일반적으로 커져 있는 경우가 많지만, 사실은 그 크기의 원인이 암 그 자체의 크기라고는 할 수 없다. 오히려 대부분의 경우에 자궁근의 비대나 자궁근종의 합병이 주요 이유이다. 또한 때로는 암 조직에 감염이 일어나서 자궁 농루종이 되어, 자궁강내에 고름이 쌓여서 커져 있는 경우도 있다.

체암 자궁의 크기

(1950~1967년 암 연구소)(적출한 것)

크 기	%
정상보다 작다	11.8%
정상 크기	37.0%
약간 크다~거위알 크기	31.5%
거위알 크기~주먹 크기	14.7%
주먹 크기 이상	5.0%

체암은 출산을 한 적이 없는 사람이나 나이 많은 여성에게 비교적 많기 때문에 자궁이 위축해서 작은 경우가 의외로 많다고 생각된다. 체암이 내향성으로 발육해서 근층을 깊게 침윤하는 것은 상태가 나쁘다. 더욱 깊이 침입해서 자궁을 싸고 있는 장막(漿膜)까지 파괴해 가는 경우는 비교적 적다. 체암이 자궁에서 진행하여 난관이나 난소로 가는 경우가 흔히 있다. 이것은 암 세포가 자궁에서 난관을 지나가서 부착하는 것이 아니고, 자궁에서의 림프관에 의해 전이해 오는 것이라고 생각되고 있다. 특히 웨이 박사는 그렇게 강조하고 있다.

다른 한편, 윌리스 박사는 난관 속에 부유하고 있는 암 세포를 발견해서 확실히 그런 세포의 부착에 의해 난소에 전이되었다고 판정되는 증례를 제시하고 있다. 이 윌리스 박사의 생각으로부터 체암이 있는 경우에 난관 조형 X선 검사를 하는 것은 복강으로 암 세포를 흩뿌릴 위험이 있기 때문에 좋지 않다고 하는 학자가 많다.

골반내의 림프절로의 전이는 드물게 볼 수 있다. 특히, 매우 진행한 체암의 경우, 또는 암의 성질이 악성인 경우에 림프절 전이가 일어난다. 이것은 경암과는 다른 점이다. 경암에서는 조기에도 림프절 전이가 있다. 체암이 림프절 전이를 일으키는 것은 자궁경부의 림프관을 통해 암 세포가 흘러 가는 경로와, 난소를 통해 가는 길이 있다. 이 때문에 경암의 경우와 같은 곳으로도 전이를 일으키지만, 흔히 그것보다도 높은 위치로의 전이를 볼 수 있다. 드물게는 빠른 시기에 전이를 일으키는 경우도 있다. 또한 체암이 골반 복막에서 복강으로 펴져 가는 경우도 있다. 암성 복막염을 수반하고 있는 경우도 있다.

전이가 혈액을 통해서 일어난 것이라고 생각되는 것도 드물지 않다. 폐 전이나 골 전이가 그것이라고 생각된다. 체암의 전이에 이와 같은 경우를 가끔 본다. 질로의 전이를 체암의 경우, 흔히 볼 수 있다. 거기에는 두 가지가 있어서, 자궁에 가까운 질상부로의 전이와 질 하부로의 전이이다. 질상부로의 전이는 림프계의 전이이고, 하부로의 전이는 혈행을 거쳐 일어나는 것으로 생각되고 있다.

□체암의 전구증(前驅症)

체암의 체질적인 특이성에 대해서는 앞에 서술한 대로이지만, 특히 체암의 발생에 관련이 깊다고 생각되고 있는 상태가 몇 가지 있다. 그것은 자궁내막 증식증, 내막 폴립, 자궁 근종의 세 가지이다.

자궁내막 증식증은 에스트로겐 과잉에 근거하는 병으로 반드시 악성인 것은 아니다. 오히려 양성의 것을 흔히 볼 수 있다. 그러나 폐경 후의 내막 증식증과 체암의 합병례는 드물지 않다. 노박 박사 및 유미 박사는 체암 104례 중 25례에 내막증식증의 합병을 발견했다. 노박 박사는 폐경 후의 내막 증식증은 체암의 전구증(前驅症)이라고 믿고 있다. 물론, 모든 체암의 내막이 증식증을 보이는 것은 아니다. 전혀 반대의 경우가 많다. 또한 내막증식증이 반드시 체암 발생에 관계한다고 하는 것은 아니지만, 주의해야 할 병으로서 생각해 두는 것은 중요하다.

자궁내막의 폴립이 체암에 합병하는 경우가 있다. 셰피 박사의 보고에
서는 7.8%가 합병하고 있었다고 한다. 자궁 근종은 드문 병은 아니다.
자궁 근종과 체암의 합병은 경암과의 합병보다 훨씬 많다고 하는 보고가
있다. 자궁 근종은 불임이 되기 쉽고, 불임은 체암에 관련이 있다고 생각
되어 지기 때문에 일련의 관계가 있는 병으로서 주목해 두어도 좋을 것이
다.

□체암의 치료법

체암의 치료에는 다음의 세 가지 방법이 있다.

① 방사선 조사를 하고 나서 수술을 한다.

② 수술만 한다.

③ 수술을 하고 나서 방사선을 조사한다.

①의 방법은 다음과 같이 한다. 자궁강내에 라듐을 넣어서 조사한다.
또한 경관에도 라듐을 넣고 동시에 조사한다. 또한 질에도 라듐 조사를
해서 질 전이를 예방한다. 라듐의 조사량은 3000~4000mg 정도를 주는
것이 보통으로 함부로 대량 조사를 한다고 효과가 있는 것은 아니다. 아무
리 대량의 조사를 해도 체암은 그 만큼 치료되는 것이 아니다.

라듐 조사 후 6주간 정도 지나고 나서, 자궁 적제를 실시한다. 이 때는
부속기도 함께 적제한다. 난소나 난관으로의 전이가 많아 적제에 의해
치료할 수 있기 때문이다. 자궁 적제는 경암의 경우와 달리, 보통 단순
전적제술로 충분하다. 자궁방결합직, 혹은 골반 림프절에 종장(腫張)이
있을 때는 광범 적제로 해서 림프절도 깨끗이 제거한다.

이와 같이, 라듐을 충전해서 조사하는 방법을 완성한 것은 스톡홀름의
하이먼 박사였다. 라듐 충전법은 자궁에 구멍이 뚫릴 위험이 있기 때문

자궁체암
자궁 내부는 이런 식으로 되어 있다.

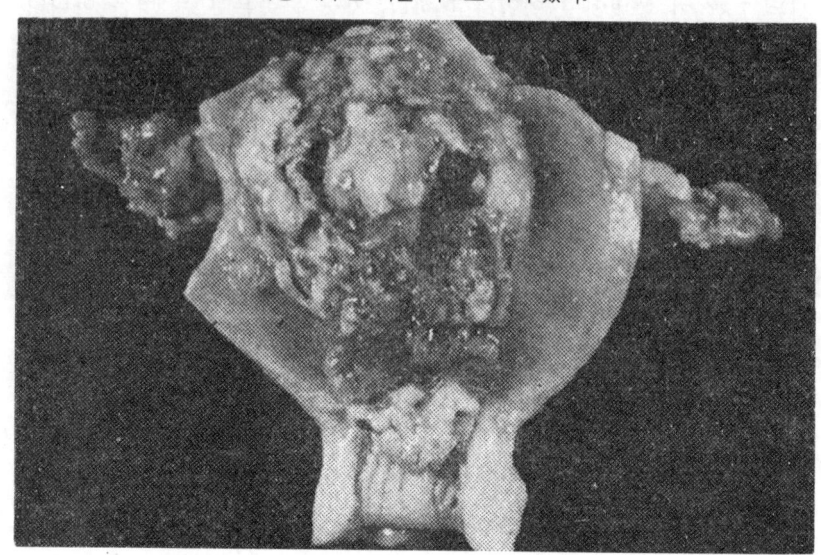

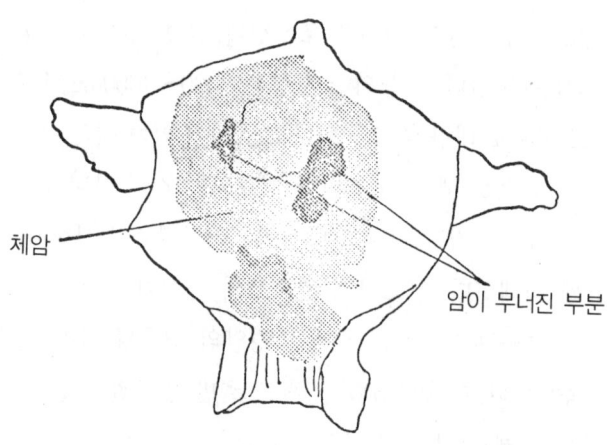

체암

암이 무너진 부분

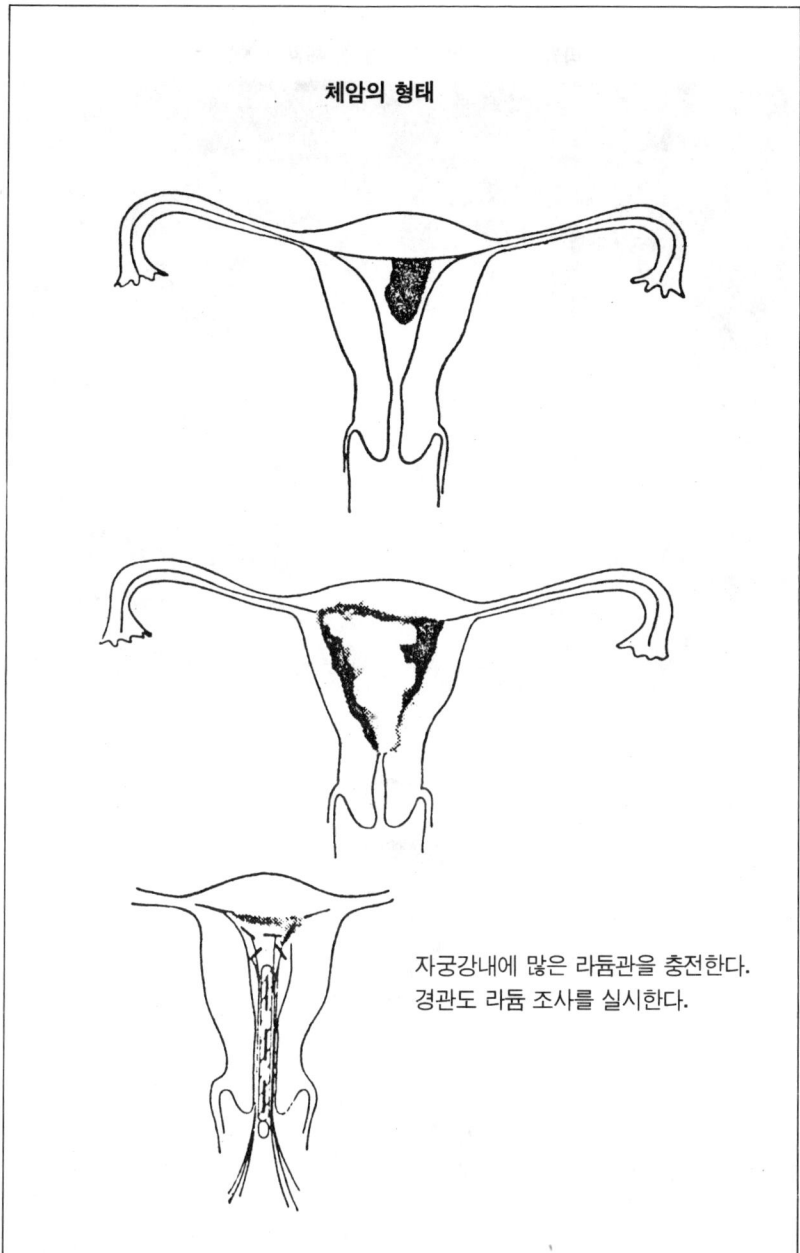

체암의 형태

자궁강내에 많은 라듐관을 충전한다.
경관도 라듐 조사를 실시한다.

라듐의 자궁강내 충전을 한 체암의 X선상

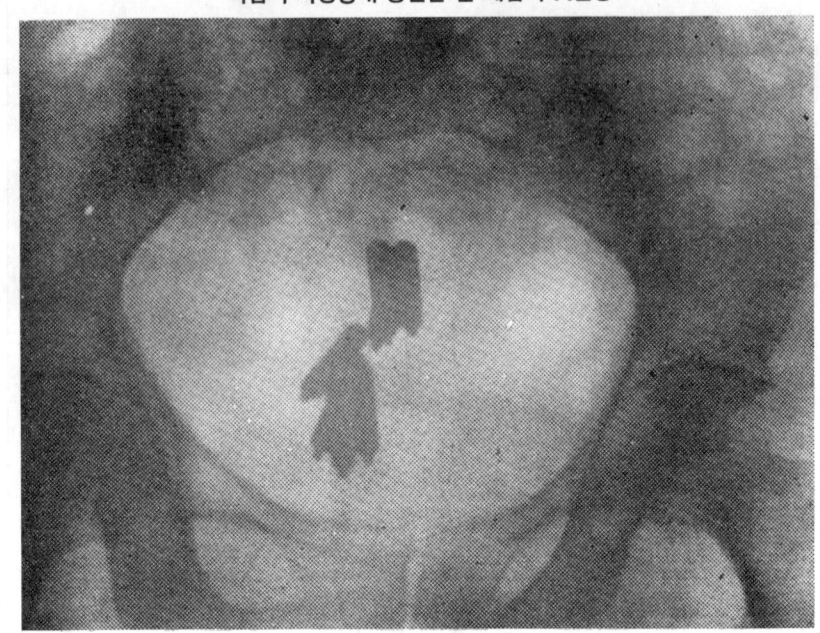

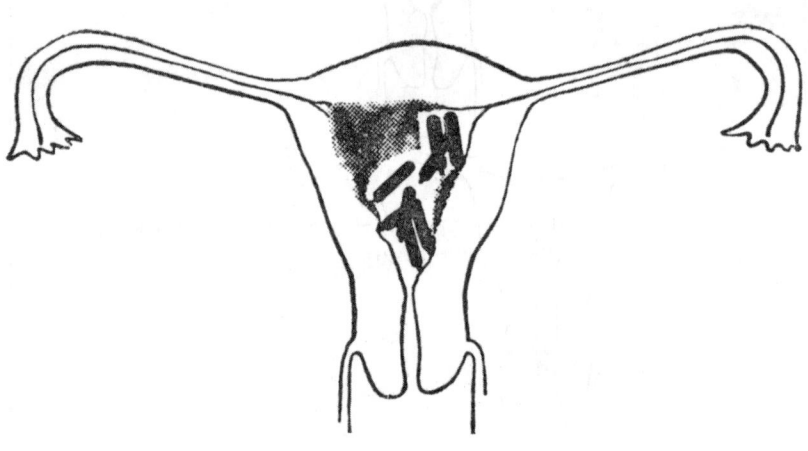

에, X선을 밖에서 조사해 두고 수술을 하는 것이 좋다고 발표하여, 그 우수한 성과를 보고한 것은 미시간 대학의 밀러 박사이다. 그러나 수술을 먼저 하는 편이 합리적이고, 치유율이 높다고 서술하고 있는 학자가 많다. 수술 후의 조사가 필요할 때에는, 골반에 X선 또는 텔레코발트나 리니액의 조사를 하는 외에 질에 질내 조사를 해서 질 전이를 예방한다.

최근에는 조기 발견이 많아져서 치료가 용이해진 것이 사실이다. 그 때문에 자궁과 부속기를 전부 적제하는 것만으로 치료할 수 있는 예가 많아지고 있다. 불행히 암이 복강에 퍼져 버리고 있는 경우에는, 루테슘이나 금 콜오이드의 아이소톱을 복강에 주입하거나, 각종의 제암제 투여를 한다. 그리고 복수를 줄여서 생존을 연장시키고 자각증을 가볍게 할 수 있는 경우가 있다.

체암에는 합성황체 호르몬제가 유효한 경우가 있다. 특히 조직형이 분화형인 경우에 효과가 있다고 생각되고 있다. 그와 같은 체암에서 재발이 일어났을 경우에 시도되는 치료법이다.

□체암의 치유율

암 연구 센터에서 우리들이 치료한 체암의 치유율은 치료 후 5년 이상을 지나 재발없이 건재한 것을 치유로 설정하고 통계를 냈다. 이것을 앞에 서술한 체암 진행기의 분류에 따라서 조사하면 다음과 같다. 제1기 83.2%, 제2기 54.5%, 제4기로 진행한 것은 예후가 매우 나빴다. 전체적으로 체암의 치유율은 73.8%였다. 체암은 경암에 비하면 치유율은 좋지만, 암이 진행되면 매우 나쁘다는 점을 간과해서는 안 된다.

암 연구 센터의 체암 치유율(1950~1962)

진행기	例　數	5년 치유	치유율
제 1 기	77	64	83.2%
제 2 기	11	6	54.5%
제 3 기	6	3	50.0%
제 4 기	5	0	0
계	99	73	73.8%

□두려워하지 말고 방심하지 말고

이 병은 젊은 여성에게는 드물고, 일반적으로 폐경 전후, 혹은 그 이후에 많은 점에 주의해 두어야 한다. 더구나 손가락으로 만지거나 눈으로 볼 수 없는 자궁 안쪽에 생기기 때문에, 조금이라도 의심스러운 징후가 있으면 적극적으로 체암의 정밀검사, 즉 내막 스미야 검사나 내막 소파에 의한 조직 검사를 받아야 한다.

다행히 체암의 진행이 비교적 느리고, 치료도 경암에 비하면 훨씬 용이하고, 더구나 치유율이 매우 높기 때문에 체암을 두려워하거나 방심하지 말고 건강진단을 받도록 한다.

제 5 장

그 밖의 부인암

—질암 · 난소암 · 외음암 ·
난관암 · 융모상피종 · 육종 ·
그 밖의 악성 종양 · 유방암—

□질암(膣癌)

질에서 발생하는 암은 비교적 적어 여성기암의 1~2% 정도이다. 연령은 경암의 경우보다도 조금 고년으로 50~60세가 많지만, 20대 또는 30대 여성에게도 발생하는 경우가 있다. 출산을 한 적이 없는 여성에게는 경암의 경우보다 조금 더 많다.

증상

대다수(96%)는 출혈로 시작되고 분명한 출혈이나 혈성 대하로서 인정되지만, 진행되면 직장이나 방광에 불쾌한 증상을 수반하게 된다.

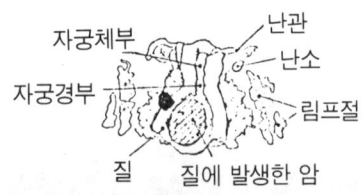

자궁체부　난관
자궁경부　난소
　　　　　림프절
질　질에 발생한 암

질암
후질벽에 발생해 있는
거대한 질암의 수술 표본

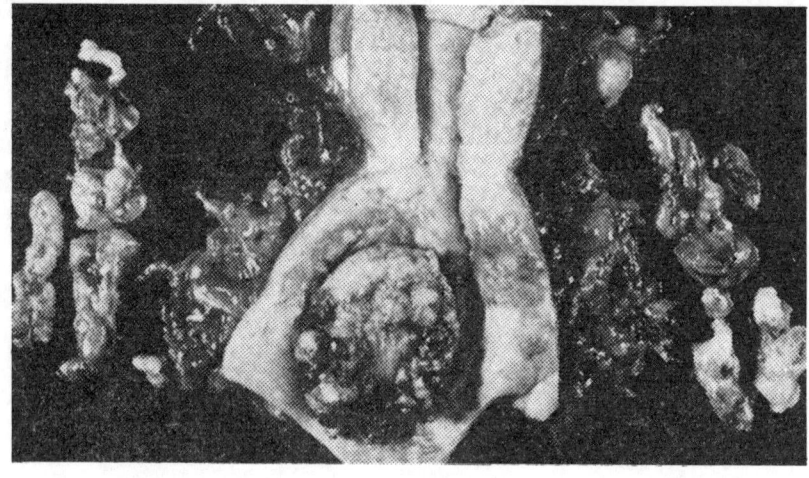

질암 5년 치유율(1050~1958년 암 연구 센터)

44례 중	26례	59.1%
내역 ┌수술	7례 중 4례	57.1%
└방사선	37례 중 22례	59.5%

발생 장소

질벽의 어느 부분이든 발생하지만, 특히 후질벽과 전질벽에 가장 많이 발생한다. 또한, 질의 길이를 3등분해서 상·중·하 부분으로 나누면, 위의 1/3과 아래의 1/3에 발생하는 경우가 많고, 중간은 약간 적은 듯하다.

발생 유인

질암의 원인은 페서리 사용에 의한 것이라고 한 적도 있지만, 페서리만이 질암 발생의 원인이 되는 것은 아니고, 만성 염증이 유인이라고 생각된다.

퍼지는 방법

발생 부위에 따라서 암 세포의 림프행 전이가 조금 다르지만, 장골 림프절, 하복 림프절, 폐쇄 림프절 및 서경 림프절 등에 빨리 옮겨지기 쉽고, 자궁과 질의 방결합직의 침윤은 빠른 동안에 일어난다. 또한 전질벽에 난 암은 요도나 방광을 침범하기 쉽고, 후질벽에 발생하면 직장을 침범하기 쉬우므로 경암보다도 성가신 존재이다.

치료법

현재 수술이 좋은지, 방사선이 좋은지 쉽게 결정되고 있지 않다. 부위가 질의 위 1/3쪽이라면, 질내 조사와 리니액 조사나 텔레코발트 조사도 유효하게 실시하게 쉽고, 수술도 골반내의 림프절 적출을 포함한 근치 수술이 가능해서 경암과 같은 이론으로 치료할 수 있지만, 질의 아래 1/3에 발생하면 수술은 약간 까다롭고 방사선 치료를 하는 것이 좋다. 치유율은 경암보다 약간 뒤떨어진다.(표) 다만, 조기에 발견해서 치료하면 치료도 비교적 쉽고 잘 치료된다.

진단법

경암과 거의 같은 방법으로 진단을 한다.

그 밖의 질의 특수한 종양

암 이외의 특수한 종양이 질에는 발생한다. 모두 매우 드문 병이다. 육종은 극히 드물게 질에 발생한다. 여기에서 특히 서술해 두고 싶은 사실은 유유아(乳幼兒)의 질에 발생하는 포도상 육종이라고 하는 것으로, 마치 포도와 같이 알갱이를 이루어 질에 발생한다. 그것은 악성병으로 발육이 빠르다. 또한 흑색 육종도 발생한다. 융모상피종(絨毛上皮腫)은 드물게 가끔 질에 전이하고, 흑자색의 종양으로서 인정된다. 자궁암에서 질로의 침윤이나 전이도 매우 많고, 이것은 자궁암 항에 설명한 바와 같다.

□난소암(卵巢癌)

난소에는 여러 가지의 종양이 발생한다. 그 중에는 단지 종류(種類: 덩어리)로서만의 장해를 보이고 악성이 아닌 것도 많이 있지만, 심한

악성인 것도 많다. 따라서 우연히 진찰에서 난소의 종류를 발견했을 때
는, 가능한 한 빠른 시기에 그것을 꺼내는 것을 원칙으로 하고 있다.

　20대까지의 젊은 여성에게 발생하는 난소 종류는 대부분 양성으로
암이 적지만, 연령이 진행함에 따라서 악성도가 높아진다. 또한 양성이라
고 하더라도 난소의 종류는 경염전(莖捻轉)을 일으켜서 갑자기 중태가
되는 경우가 있으므로 그 전에 수술을 하는 것이 바람직하다.

종류

　크게 나눠서 원발성(原發性), 즉 난소에서 발생하는 암과, 전이성 즉
다른 장기의 암이 난소에 와서 난소 종양이 되는 경우가 있다. 그 외, 결합
직에서 발생하는 암, 즉 육종이 있다. 또한 난소에는 기형종을 많이 볼
수 있는데 그것이 암화한 것이나, 육종과 암종의 혼합종양도 볼 수 있다.
이 외, 난소에는 성발달에 관계있는 특수한 종양이 있고, 그들 중에는
악성인 것도 상당히 많아, 여성 호르몬을 분비하는 종양, 이것과 반대로
남성화 배종양이라고 해서 남성 호르몬을 분비해서, 수염이 나거나 피부
가 남성과 같이 되고, 가슴이 작아지는 등 여성을 남성화하는 종양이 있
다. 또한 양자의 중간이 되는 미분화 배종양(未分化胚腫瘍)이라고 하는
호르몬 분비가 없는 종양이 있다.

　이들 중에는 암화하는 것이 많고, 한번 암화하면 그 악성도는 매우
강하다. 이와 같이 여러 가지 성격을 가진 종양이 난소에 발생하지만,
이 종양의 대부분은 떼어내고 나서야 비로소 그 성격을 알 수 있는 경우
가 오히려 많다.

전이성 난소암(轉移性卵巢癌)

　실제로 가장 많이 볼 수 있는 난소의 악성 종양은 전이성의 것으로,

소위 크루켄베르그 종양이라고 하는 것이다. 위암이 원인이 되는 경우가 가장 많다. 위암쪽은 작아서 거의 임상으로 깨달을 수 없는데 난소 쪽으로 전이하면 종양은 빨리 커지는 경우가 있다. 위 외의 소화관 암에서도 크루켄베르그 종양이 일어나고, 드물게 유방암에서도 일어난다.

원발성 난소암(原發性 卵巢癌)

원발성 난소암은 난소낭종(卵巢囊曩)에서 발생한다. 이것으로 인한 한 가지 괴로운 경험이 나에게 있다. 어떤 40세를 넘은 부인에게 주먹보다 큰 난소낭종을 발견하고 곧 입원 수술을 권했지만, 고통이 없기 때문에 도저히 수술을 받으려고 하지 않았다. 수개월 지난 후 다시 수술을 권했더니, 마침 여행에서 돌아온 그녀는 여행지에서 우연한 기회에 갑자기 혹이 없어졌다(그 순간 뚝하고 소리가 났다고 한다)고 했다. 나는 놀라서 곧 입원 수술을 권하고, 개복해 보자, 암화한 난소낭종이 터져서, 유취상의 종양은 복강으로 흩어지고, 결국 그 부인은 그 해를 넘기지 못하고 암성 복막염을 일으켜서 사망했다. 아무리 생각해도 유감스러운 것은 처음 발견했을 때, 곧 수술에 응해 주지 않았던 점이다.

치료법

치료법은 적출 수술을 한다. 부속기를 자궁과 함께 전부 꺼내고, 그 후에 리니액이나 텔레코발트 조사를 해서 재발방지를 한다. 복강에 나와 있을 걱정이나 복수의 합병이 있으면 금 아이소톱이나 루테슘의 아이소톱을 주입하는 것도 새로운 치료법의 하나이다. 퍼져 있다고 의심이 들면, 제암제의 병용도 생각한다. 최근에 각종의 제암제 병용에 의해 장기 생존 례가 많아진 것은 기쁜 사실이다.

크루켄베르그 씨 종양의 예

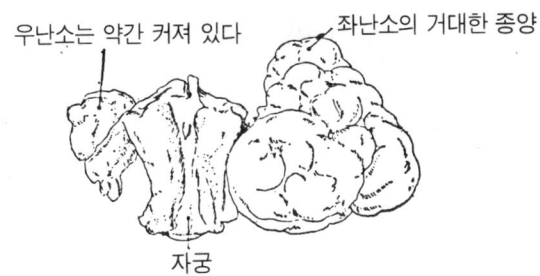

우난소는 약간 커져 있다   좌난소의 거대한 종양

자궁

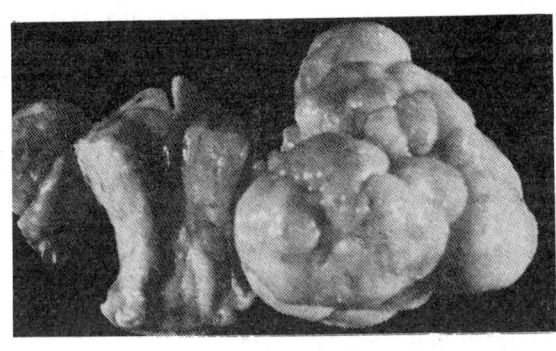

이 사진은 전이성
난소암의 예로
오른쪽 난소는
약간 커져 있지만,
왼쪽은 거대하고
불규칙한 종류로 되어 있다.

난소암은 우리 나라 사람에게 적다

우리 나라는 구미에 비해 난소암이 적다. 대체로 우리 나라 사람은 호르몬에 관계하는 장기의 암이 구미에 비해 적은 것 같다. 자궁체암, 난소암, 유방암, 갑상선암, 남자의 전립선암 등이 구미에서는 매우 많은데 우리 나라는 적다. 생활 습관이 구미인에 접근하면 우리 나라에서도 이와 같은 암이 늘어날지 현재 이것을 결론지을 수는 없지만 아무튼 주목해도 좋다고 생각한다.

□외음암(外陰癌)

외음부의 암은 드물다. 여성기 암의 1% 내외에 불과하다. 이것은 외음

외음암의 연령 분포(1952~1970년 암 연구 센터)

연령	例數와 백분율	
31~40	1(1.9%)	12례
41~50	11(20.4%)	(22.2%)
51~60	15(27.8%)	
61~70	18(33.3%)	42례
71~83	9(16.7%)	(77.8%)

평균 연령 60세 7개월(39세 11개월~83세 11개월)

암이라고 하는 병이 있음을 알고 있다면, 빠른 시기에 찾아내서 치료할 수 있다. 실제로 외음암은 때를 놓쳐 버리는 경우가 매우 많은 듯하지만 그것은 완전히 무지 때문이다.

암이 발생하기 쉬운 연령

우리들의 조사에 의하면 표와 같이 50세 미만의 여성에게는 20% 정도, 50세 이상의 고년에는 78%, 평균 연령 60세이다.

임신 분만과의 관계

미산부에게 많은 사실은 외국의 보고에서 지적되었다.(34.4%~12.1%) 나의 조사에서는 미산부는 19.5%, 평균 임신 횟수는 3.8회 분만 횟수는 3.4회였다.

초기의 징후

외음부에 덩어리나 상처, 궤양이 생기고, 혹은 외음부가 가렵거나, 찌릿찌릿 아픈 경우 등이 첫 징후이다. 큰 일은 아닐 것이라고 생각하고 연고 등을 발라 두면 치료되지 않을 뿐만 아니라, 점점 심해져서 그 사이에 궤양이나 덩어리는 커지고 다른 부분에도 덩어리가 옮겨지게 된다.

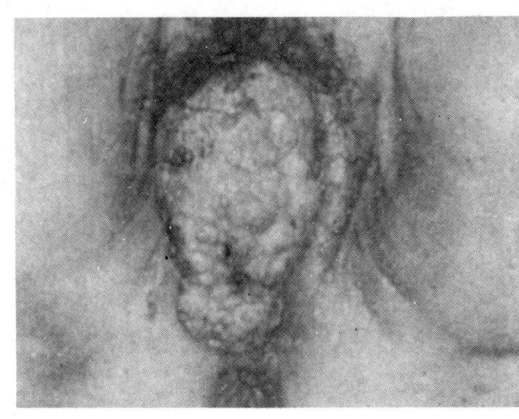

외음부의 대부분을 차지한
거대한 암.
이와 같이 되기 전에
진단을 받아야 한다.

발생 장소

대음순, 소음순, 요도 주위 등에 발생하는 경우가 많고, 그 외 전정, 음핵, 회음 등에도 발생한다.

치료법

치료법은 수술에 의한 것을 원칙으로 한다. 방사선은 효과가 적은데다가 방사선에 의한 외음부의 진무름이 대단한 통증을 초래하기 때문에 원칙적으로 수술을 선택한다. 외음 절제와 함께 서경 림프절, 양골 림프절, 고림프절 등을 완전히 제거한다. 빠른 시기에 수술하면 치료 기간도 짧고 치유율도 좋지만, 심해지면 수술의 범위가 커지고, 치료되는데 시일이 많이 걸리고 치유율도 낮아진다.

요즘, 피부암에 유효한 제암제가 개발 되어서 외음암에도 효과가 있다. 그러나 그것만으로 근치된다고 기대하는 것은 위험하다. 또한 부작용이 현저한 경우도 있다. 필요에 따라서 제암제와 수술을 아울러서 치료하는 태도를 갖고 있다. 약한 증상에 대해 방심하지 말고, 빨리 진료를 받아서 올바른 치료를 받는 것이 필요하다. 외음부는 육안으로 볼 수 있는 부위이기 때문에 조금만 주의한다면 때를 놓치는 일은 없을 것이다.

□난관암(卵管癌)

난관에 발생하는 암은 매우 드물다. 다만, 난관암이라고 하는 것이 있다
는 사실을 인식해 두고, 잘 조사하면 사실은 좀더 많을지도 모른다. 젊은
여성에게도 발생하지만, 50세 이후의 고연령층 여성에게 비교적 많은
경향이 있다.

증상

난관암 특유의 증상은 정해져 있지 않지만 통증, 출혈, 대하의 3가지

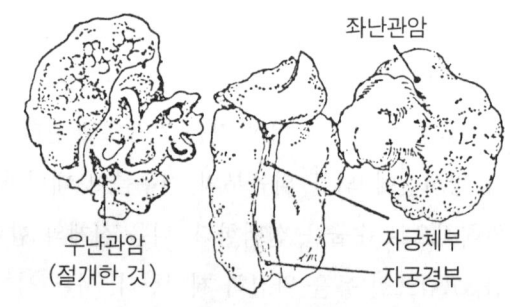

우난관암
(절개한 것)

좌난관암

자궁체부
자궁경부

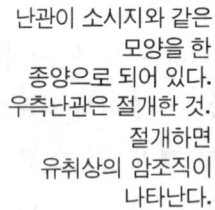

난관이 소시지와 같은
모양을 한
종양으로 되어 있다.
우측난관은 절개한 것.
절개하면
유취상의 암조직이
나타난다.

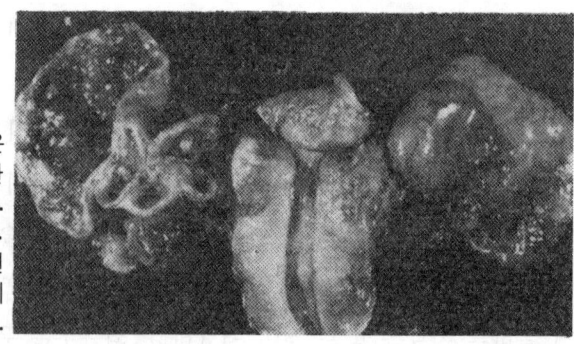

징후가 주목된다. 특히 통증의 경우가 많은 것 같지만, 이것은 종양 때문에 난관이 커져서 난관 진통을 일으키기 때문이다. 또한 주위에 압박을 가하거나, 염증을 병발하기 때문에 복막을 자극해서 통증을 일으킨다. 이 통증은 지속적인 강한 통증이나 경련성의 찌르는 듯한 통증, 혹은 찔리는 듯한 통증, 당겨지는 듯한 통증 등 가지 각색이다. 특히 보행, 변비 때에 통증이 심해져서 하복부 뿐만 아니라 위, 상지, 등, 허리, 발에까지 통증이 온다.

출혈은 전례의 1/5에 볼 수 있다. 대하는 혈액이 섞여서 호박색을 띠거나 다량의 수양(水樣) 대하가 있는 것이 특징이다. 이 사실 자체는 단지 난관 질환임을 나타내는 증상이지만, 40~50세 이후의 여성으로 난관 질환이 있는 경우는 난관암을 염두에 두고 검사한다.

진단

소위 암 연령으로, 통증이 있는 부속기 질환에서는 난관암을 생각하고 자세히 조사한다. 종양의 모양이 소시지와 같은 모양 또는 원통상 등의 것도 참고가 된다. 스미야법에서 암 세포를 대하속에서 발견했을 때에 경부에도 체부에도 암 조직이 없는 경우는 난관암의 가능성이 높아진다. 그러나 일반적으로 수술전에 확실한 진단을 내리기는 어렵고, 의심스러운 경우에는 빨리 개복하는 것이 중요하다.

치료법

수술에 의해 부속기와 자궁을 전부 꺼내는 것이 근치 요법으로, 수술 후에는 리니액이나 텔레코발트 조사를 해서 재발 예방을 한다.

치유율

난관암은 매우 치료되기 어려워서 완전히 치료된 예는 적다. 그것은 발견이 늦어져서, 복강내에 전이나 암성 복막염을 일으키거나, 혹은 멀리 전이되고나서 치료한 것이 많기 때문일 것이다.

□융모상피종(絨毛上皮腫)

이것은 태아 부분에 속하는 융모상피가 원인이 되는 특수한 암이다. 이 병의 공포는 자궁암의 경우보다도 수배이다. 왜냐하면 대단한 빠르기로 전신에 퍼지고, 특히 폐, 뇌 등에 빨리 전이해서 단시일 내에 사망하는 경우가 많기 때문이다. 융모상피종의 암 세포는 혈액을 섭취하고 발육하기 때문에 혈관을 잇따라 파괴해 가서, 융모상피종이 생긴 장소에는 반드시 출혈이 따른다. 폐에 전이하면 혈담이 나오고, 뇌에 가면 뇌출혈을 초래한다.

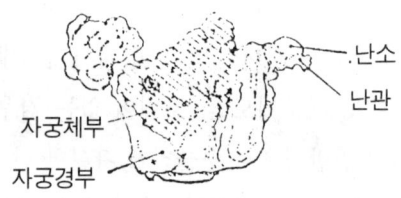

.난소
난관
자궁체부
자궁경부

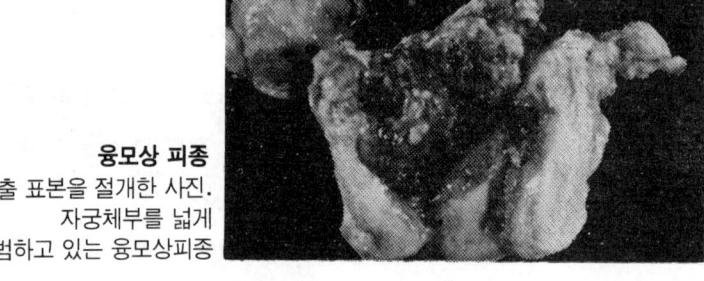

융모상 피종
적출 표본을 절개한 사진.
자궁체부를 넓게
침범하고 있는 융모상피종

융모상피종은 보통의 분만이나 유산 후에 발생하는 경우도 있지만, 가장 많은 것은 포상기태(이전에는 포도상 귀태라고 일컬어진 것) 후에 계속해서 발생하는 것이다. 포상기태는 젊은 부인에게도 일어나지만 40세 전후, 이후의 부인에게 많고, 40세 이후, 특히 폐경기에 가까운 포상기태의 경우는 융모상피종이 되는 경우가 많아, 주의해야 한다.

징후

포상기태, 유산 또는 정상 분만을 한 후에 부정 출혈이 있는 것, 특히 그 출혈은 마치 초콜렛과 같은 갈색을 띤 대하인 점이 특징의 하나이다.

진단

자궁이 부드러운 것, 대하속에 융모상피세포를 발견하는 것, 자궁난관 조영(X선 사진)으로 종양의 부분을 발견하는 것 외에 중요한 방법이 있다. 소변속의 융모성 고나드트로핀이 라고 하는 호르몬의 정량 검사를 하는 것이다. 이것은 생화학 검사, 혹은 동물을 사용해서 측정하는 방법으로 정확히 알 수 있다.

예방법

융모상피종은 다른 일반 암과 달리 예방이 가능해서 발생 초기에 처치할 수 있다. 이것은 호르몬 정량법에 의한다. 포상기태가 있었을 경우에는 그 이후 매월 1~2회 정도씩 호르몬 정량을 계속해가고 반 년간 이상으로서는 1~2년간 반복해서 검사한다. 이 기간중에는 가능한 한 임신을 피하도록 한다. 만일 호르몬 반응이 도중에서 양성이 되고 그 단위가 상승하면 융모상피종의 발생을 강하게 보이고 있는 것이다.

치료법

융모상피종은 제암제가 유효해서 먼저 약물요법을 실시한다. 이것에 맞춰서 자궁 및 부속기를 전적출하는 것을 원칙으로 한다. 또한 방사선에 민감하기 때문에 수술전 또는 수술 후에 텔레코발트 혹은 리니액으로 충분한 조사를 하는 경우가 있다. 가끔 X선 사진으로 폐에 전이상(轉移像)을 인정해도 자궁을 제거하면 자연히 치료되는 경우가 있기 때문에 전이했다고 생각해도 처음에 발생한 장소를 수술하는 것은 중요하다. 전이에도 제암제가 유효하다. 융모상피종은 일단 진행되면 무서운 병이다. 그러므로 각종 검사 성적에 근거해서 예방해 치료를 하는 것이 득책이다.

□육종(肉腫), 그 밖의 악성 종양

여성기의 육종은 드물고 질이나 난소에 생기는 것은 각각의 항에 언급하고 있기 때문에 여기에서는 생략한다.

자궁의 육종

체부에 가장 많이 발생하고 특히 근종으로 나타나는 경우가 많다. 자궁근종으로 급속히 증대하는 경우는 빨리 자궁 전적제술을 해서 그것을 자세히 조직검사하고, 만일 육종이면 리니액이나 텔레코발트로 조사를 한다. 경부에도 육종이 발생하는 경우가 있는데, 그 때는 경암에 준해서 치료한다. 외음 난관에도 육종이 발생하지만, 이것은 매우 드물다. 중배엽성 혼합종양(中胚葉性混合腫瘍)이 자궁 체부에 생기는 경우가 있다. 이것은 심한 악성이다. 치료는 경암에 준해서 실시한다.

흑색종

외음에 있는 경우가 많지만, 우리 나라에서는 극히 드문 병이다. 치료는
외음암과 동일하다. 그 외 학문상의 문제로 드문 종양이 있지만, 실제상의
의미는 대개 없다.

□유방암

유방암은 외과에서 취급하고 있다. 본서는 특히 이 항목을 덧붙여서
독자의 편의를 도모했다.

구미에서의 유방암은 우리 나라의 5배 정도 많고, 이것은 인종적인
차이, 풍속·습관·분만·수유 양식의 차이에 의한 것이라고 생각된다.
최근에는 수유의 양식이 우리 나라에서도 구미와 비슷해지고 있기 때문에
우리 나라에서도 유방암이 차차 증가되어 가고 있다.

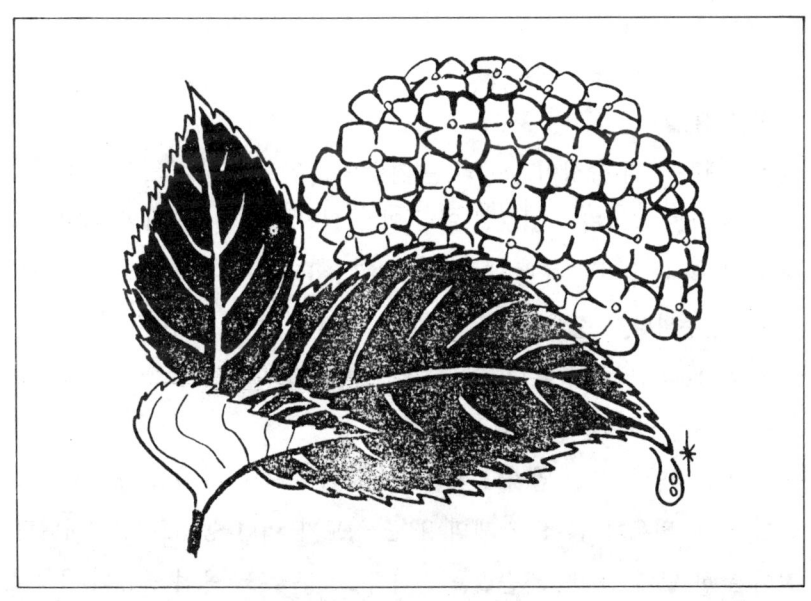

인공 임신중절이 유방암과 관계가 없을까 라고 하는 문제도 있지만, 이것은 인공 임신중절에 의해 유선에 자극이 가서 난소의 변조가 일어나기 때문에 유선에 발암의 소인을 만들게 된다고 생각된다. 최근, 암에 대한 관심이 높아진 결과, 유방암의 진단자가 많아져서 유방암이 상당히 늘어났지만, 그러나 빠른 시기에 발견되게 된 점은 기쁜 일이다. 구미와 우리 나라의 각종 암의 사망 통계를 비교해 보면, 구미에서는 위암이 매우 적은데 반해 유방암이 현저하게 많고, 우리 나라에서는 그 반대가 되고 있다.

증상

유방암이 심해지면 유방에 딱딱한 종양이 생기고, 그 표면이 무너져서 악취를 내게 된다. 주위 피부에도 종양이 생겨서 겨드랑이 밑이나 쇄골위의 림프절에까지 옮겨가서 딱딱한 결절이 생기게 되면, 팔을 올리고 내리는 것이 부자유스러워지고, 팔은 신경통을 호소하게 된다.

종류(腫瘤)

처음에는 자각 증상이 없지만, 손가락으로 만지면 작은 덩어리가 발견된다. 딱딱한 덩어리가 있으면 일단 암을 의심하고 전문의에게 진찰받아야 한다. 암 경우의 종류는 매우 딱딱한 점, 표면이 편평하지 않고 울퉁불퉁한 점, 주위와의 경계가 별로 확실치 않은 점 등이 특징이지만, 경계가 매우 확실한 딱딱한 종류의 경우도 있고, 반대로 매우 무르거나 부드러운 암도 있음을 염두에 두어야 한다.

대개 유방암은 옷을 입거나 목욕 때에 본인 자신이 종류를 깨닫고 진찰하러 오는 경우가 많아, 전체의 93% 정도가 이런 동기로 발견하였다. 적어도 한 달에 한 번, 가슴벽을 손가락으로 누르고 유선 종류의 유무를 조사하면, 좀더 많은 사람이 유방암을 빨리 발견할 수 있게 될 것이다.

동통(疼痛)

말기가 되면 암이 퍼져서 통증이 오지만, 초기에도 통증을 수반하는 경우가 있다. 약 8% 정도 있다. 유선증과 합병하고 있는 경우의 유방암은 통증이 비교적 많고, 특히 월경전에 강해지는 경우가 있다. 악성은 초기에 동통이 없는 것이 보통이지만, 이와 같이 초기라도 통증을 호소하는 경우가 있다.

피부의 위축

암이 응어리지면 그 부분에 상당한 피부가 위축되어 땅기는 경우가 있다. 유방도 오므라들어서 움푹 패이거나 치켜 올라가고, 유두도 움푹 패이거나, 모양이 변하는 경우가 있다.

피부의 부종

암이 림프관에 들어오면 종류의 표면이나 유방 하수부의 피부에 부종이

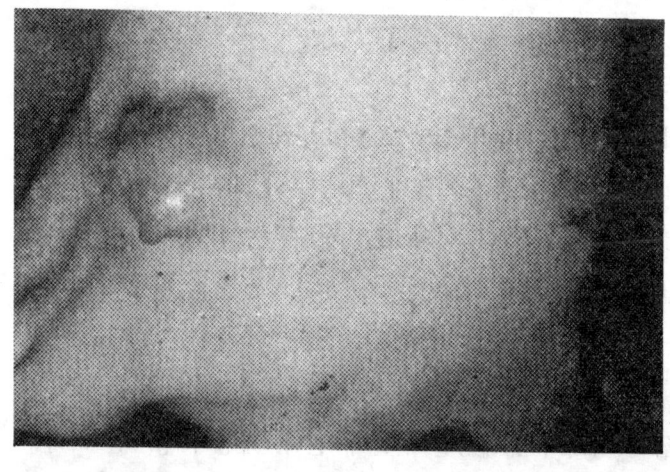

오른쪽 유방의
큰 암

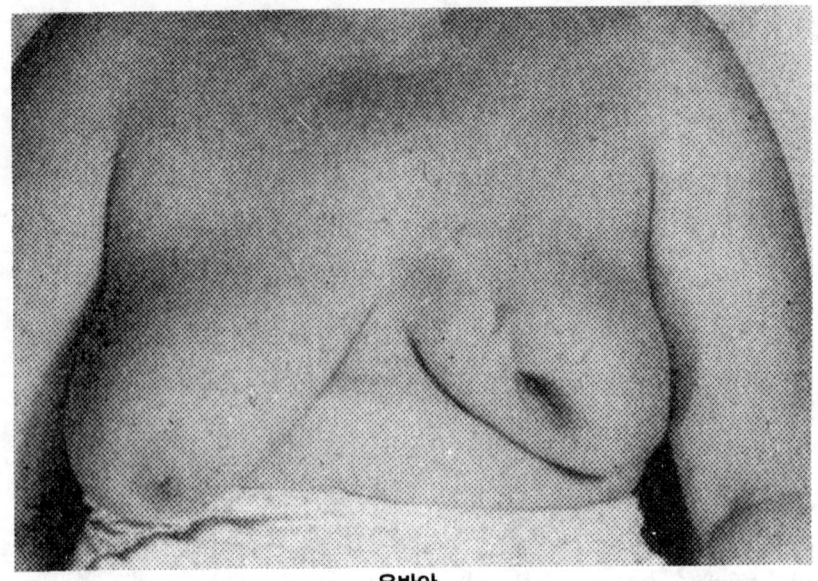

유방암

왼쪽 유방의 바깥쪽에 궤양이 생겨서 그 주위의 피부는 옥죄여 있다. 왼쪽 유방은
오른쪽에 비해 변형하고 있는 것이 두드러져 있다. 상당히 진행한 암의 예.

오는 경우가 있다. 이런 부종이 나타나는 것은 일반적으로 진행된 증상이
다.

피부의 발적

암이 피부에 접근하면, 피부의 혈액 흐름이 방해를 받아 붉어진다. 급성
유선염과 같이 새빨개지는 경우도 있다. 그 부분의 피부는 늘어나고 얇아
져서, 빛나 보이는 경우가 있다. 이와 같은 상태는 암이 상당히 진행하고
있음을 나타낸다.

궤양

피부면에 암이 나타나면 궤양을 만들게 된다. 궤양이 생기면 더러운

적갈색을 띠고 딱딱해진다. 이것 또한 초기 증세라고 할 수 없다.

유두 분비

5%~10%는 유두에 분비가 있다. 이 분비액은 혈성과 장액성이 있다. 수유와 관계가 없는 유두 분비의 경우에는 주의가 필요하고, 특히 혈성은 약 반 수가 암이다.

페제트병

이것은 유두내에 생긴 암이 유두에 침윤해 온 것을 말한다. 페제트병의 초기에는 암을 느끼지 못하는 경우가 있고, 유두의 변화가 단 하나의 증상이 되는 경우가 많기 때문에, 처음에는 유두 부근에 습진이 생긴 것이 아닐까 라고 생각하고 방치해 둔다.

페제트병의 평균 연령은 일반암보다 높은 53세 정도이다.

퍼지는 법

한국형(限局型) 암에서는 마치 양성 종양과 같이 국소로 커져서 피부는 오히려 오므라들지 않고, 반대로 부풀어서 이윽고 암이 표면으로 터져 나오게 된다. 다른 형태로서는 림파행으로 들어가서 피부속 여기 저기에 결절을 만드는 것이 있고, 유방 전체가 마치 갑옷을 입은 것이 딱딱한 상태가 된다. 급속히 병이 진행되어 급성 유선염과 같이 진행하는 것도 있다. 반대로 위축의 경향이 강한 딱딱한 암으로 수년 이상 퍼지지 않는 형의 것도 있다. 그러나 대부분의 경우는 겨드랑이 밑, 쇄골 위, 흉골 옆의 림프절로 옮겨간다. 직접 혈액에 들어가서 폐, 간장, 뼈, 신장, 장 등에 전이되는 경우도 있다.

호발 연령

암 연구 센터 외과의 유방암 500례를 보면, 25세 전의 발병은 드물고, 45~49세가 가장 많고, 대개는 30~65세 정도로 볼 수 있다.

진행 방법

오른쪽과 왼쪽이 있고, 오른쪽은 45%, 왼쪽은 55%로 왼쪽이 약 10% 많이 발생한다. 양쪽 발생은 말기에 흔히 볼 수 있다. 이것은 림프행이나 혈행이 좌우의 유선으로부터 왔다 갔다하기 때문에 조기에 양쪽에 오는 경우는 극히 드물다, 따라서, 한쪽이 암이었을 경우, 다른 쪽을 예방한다는 의미에서 떼어 버릴 필요까지는 없지만, 다만 그 후 정기적으로 건강진단을 할 필요가 있다. 유선내의 구분으로서 유선을 4가지로 나누어 위의 안쪽, 바깥쪽, 아래의 안쪽, 바깥쪽으로 나누면, 바깥 위 부분이 가장 많아 47%, 안 위쪽이 다음으로 많아 28.6%, 바깥 아래쪽이 9.4%, 중심의 유두부가 7.4%이다. 안 아래쪽은 가장 적다.

발생 유인

미혼인 사람에게 많다 : 유방암은 미혼인 사람에게 많이 발생한다. 오히려 유선을 적극적으로 사용하지 않는 편이 자연스런 생리적 상태가 아님을 나타내는 하나의 증거라고 생각된다.

분만 횟수가 적은 사람에게 많다 : 미산부나 자녀가 적은 경산부에게 발생하는 비율이 높은데, 이것은 미혼인 사람에게 발생하는 비율이 많은 것과 마찬가지로 생각된다. 분만 횟수가 유방암 이외의 것에 비하면 상당히 적어 평균 2.1인 것도 특징의 하나이다.

수유하지 않으면 발생하기 쉽다 : 동물 실험을 해 보면 확실히 증명되지만, 분만 후 수유를 시키지 않고 두면 유방암의 발생이 매우 높다. 인간의 경우도 거의 같은 경향을 볼 수 있어, 관습적인 의미에서 또는 미용을 위해 분만한 뒤에 수유를 하지 않거나, 유선염 때문에 수유를 중지해야 하는 경험이 있었던 사람에게 유방암의 발생을 상당히 많이 볼 수 있다.

유전과의 관계 : 동물에게는 자연 발생하는 순계의 마우스라고 하는 것이 있는데, 이것은 90%~100% 자연히 유방암이 발생한다. 이 동물은 흔히 암 연구에 사용되기 때문에 동물 실험만으로는 유전적 소인이 있는지 어떤지를 발견할 수 없지만, 어머니가 유방암이었을 경우, 딸이 유방암이 될 확률은 다른 사람에 비해 약간 높다는 사실이 알려져 있다. 또한 딸이 유방암에 걸렸을 경우, 어머니보다도 젊은 나이에 발병하는 경향을 볼 수 있다.

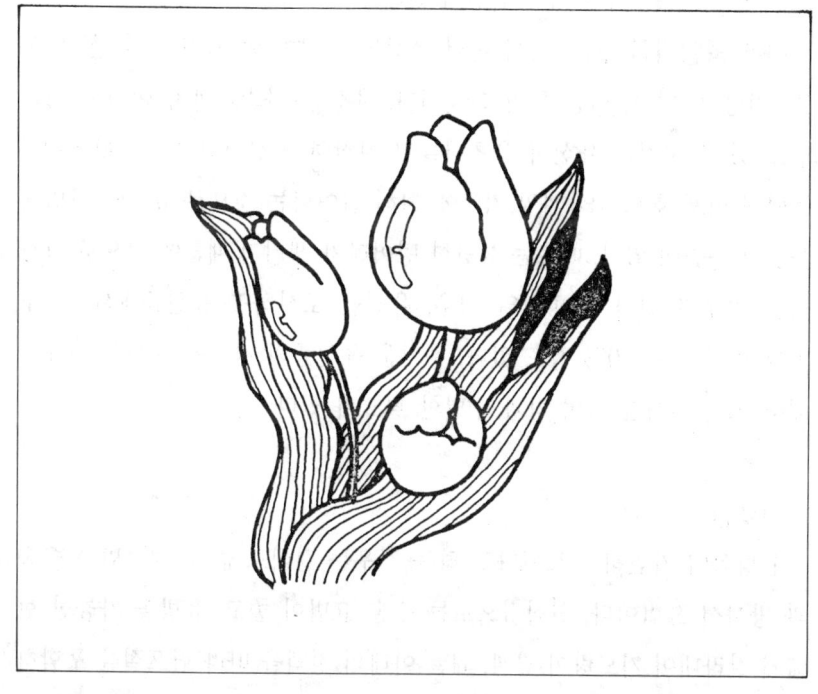

진단법

정기검진 : 앞에 서술한 유방암의 증상과 같은 상태를 보면, 즉시 진단을 받아야 하지만, 그보다 우선 정기적 검진을 받기를 권한다. 특히 30세 이상의 여성은 유방의 변화에 방심하지 않도록 해야 한다. 다음의 자기 검진법을 참조해서, 매월 1번은 스스로 조사하는 습관을 들이도록 한다.

시진(視診) : 좌우 유방의 높이·크기의 차이, 유방의 변형, 부푼 정도, 수축의 유무, 피부의 부종, 이상한 착색, 정맥 확장의 유무 등을 보는 것이 중요하다. 유두는 변형, 수축, 방향, 습진의 유무 등을 본다.

촉진(觸診) : 지방이 적은 유방은 편평하기 때문에 선 위치에서 촉진이 가능하지만, 늘어진 유방의 경우에는 반드시 누운 위치에서 유선을 흉벽 위에 넓힌 상태로 해서 신중히 만져 본다. 난폭하게 주무르면, 암이 있었을 경우, 이것을 펴서 넓힐 위험이 있다.

다른 종양과의 구별 : 암이 아닌 유선의 종양이 몇 가지 있다. 선유 선종, 지방종, 낭종, 선종 등이 그것이다. 유선증(마스토파치)이라고 하는 병도 있다. 이것은 유선이 움츠러들기 시작하는 갱년기전, 즉 30~40세 무렵에 난포 호르몬의 과잉 자극에 의해 일어나는 것으로 유선이 가볍게 붓거나 통증이 있다. 때로는 상당한 덩어리가 생기기 때문에 암으로 착각하는 경우가 있다. 유방암일 경우, 유선을 조사하면 유선증에서 볼 수 있는 변화가 약 80% 정도 있다. 무거운 유선증의 경우에는 시험 절개를 해서 조직 검사를 하여 암과 구별할 필요가 있다.

치료법

유방암이 자연히 치료된다고 하는 경우는 절대로 없다. 치료법은 수술과 방사선 요법이다. 원칙적으로는 수술 요법이 좋고, 유방을 가능한 한 넓게 잘라내어 겨드랑이 밑과, 쇄골 아래의 정맥을 따라 림프절을 포함하

는 지방 조직을 흉근과 함께 일괄해서 제거한다. 수술을 한 후에는, 예방
적으로 방사선 조사를 한다. 한쪽이 유방암이었을 경우, 반대쪽으로 옮기
는 경우가 약 5% 정도 있기 때문에 다른 쪽의 건강진단을 반드시 정기적
으로 실시한다. 말기의 유방암에 대해서는 거세, 남성 호르몬의 주사 등이
어느 정도 효과가 있는 경우가 있다.

치유율

림프절 전이가 없는 경우에는 80~90%의 치유율을 얻을 수 있다. 림프
절 전이가 일어났을 경우에는 치유율이 40~50%로 저하한다.

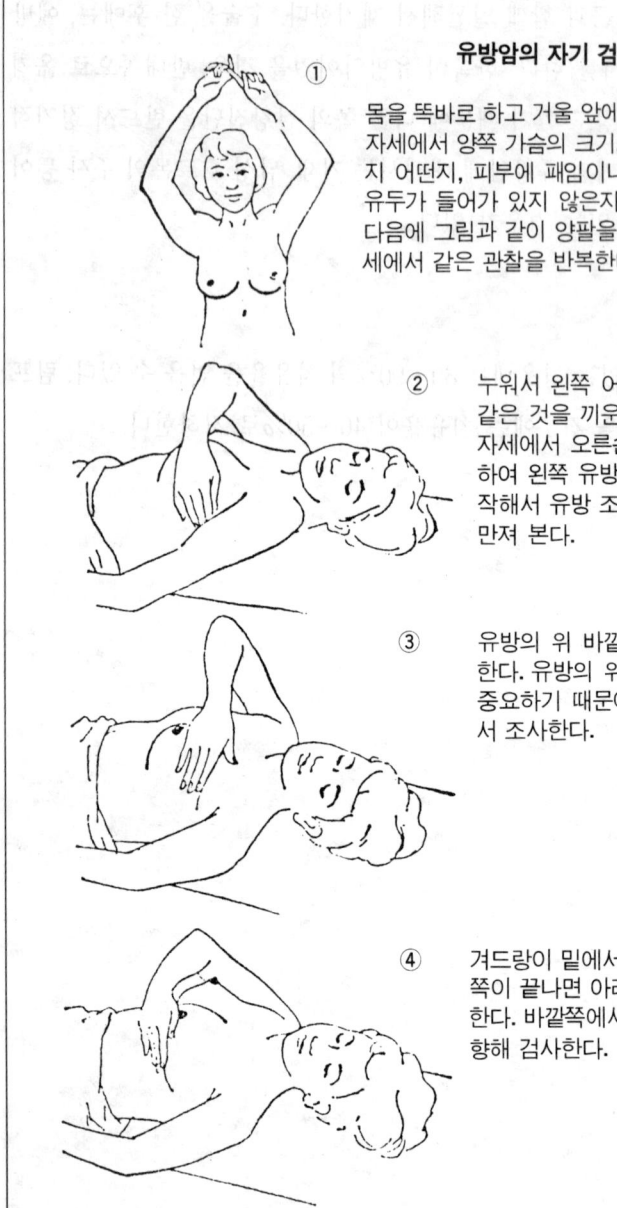

유방암의 자기 검진법

① 몸을 똑바로 하고 거울 앞에 선다. 양팔을 내린 자세에서 양쪽 가슴의 크기, 모양이 대조적인지 어떤지, 피부에 패임이나 당김이 없는지, 유두가 들어가 있지 않은지를 잘 조사한다. 다음에 그림과 같이 양팔을 머리위로 올린 자세에서 같은 관찰을 반복한다.

② 누워서 왼쪽 어깨 앞에 베개와 같은 것을 끼운다. 왼팔을 내린 자세에서 오른손 손가락을 사용하여 왼쪽 유방의 밑쪽부터 시작해서 유방 조직을 주의 깊게 만져 본다.

③ 유방의 위 바깥쪽 1 / 4을 검사한다. 유방의 위 바깥쪽 부분은 중요하기 때문에 특히 주의해서 조사한다.

④ 겨드랑이 밑에서 유방의 위 바깥쪽이 끝나면 아래 바깥쪽을 조사한다. 바깥쪽에서 서서히 유두를 향해 검사한다.

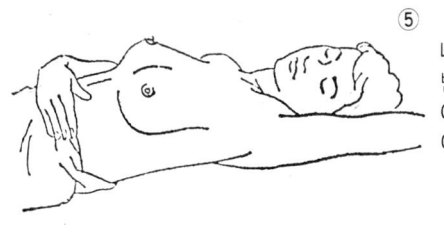

⑤

내리고 있던 왼팔을 머리 위로 뻗는다. 이렇게 하면 유방 조직이 늘어나서 얇아지기 때문에 이 다음의 검사에 알맞다.

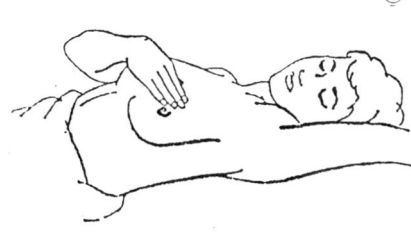

⑥

여기부터 유방의 안쪽 반의 검사이다. 오른손으로 우선 흉골 부분부터 시작해서 유방의 안쪽 반을 유두를 향해 똑바로 가볍게 눌러 간다. 유두에 이를 때까지 손가락을 조금씩 움직이면서 조사한다.

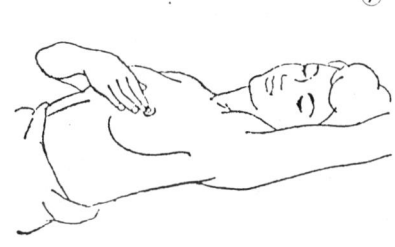

⑦

여기에서 유두와 그 아래의 조직을 주의 깊게 만져 본다. 혹은 없는가, 이상은 없는 가?

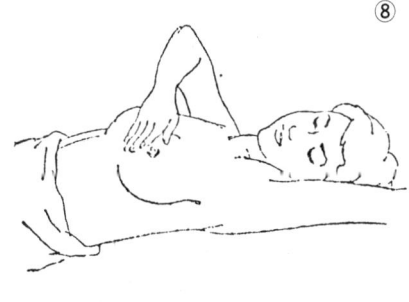

⑧

나머지 안쪽 하부를 지금까지와 같은 요령으로 조사한다. 유방의 아래 테두리에서, 정상적인 유선의 조직은 딴딴하게 만지지만 그것은 신경쓸 필요 없다.
이상의 동작을 오른쪽 유방에도 실시한다. 항상 이와 같이 자가 검진을 하고 있으면 어떤 상태가 정상이고, 어떤 상태가 이상인지를 잘 알 수 있게 된다.

판권
본사
소유

현대가정의학시리즈-36

자궁암 예방과 치료법

2013년 9월 25일 재판
2013년 9월 30일 펴냄

지은이 현대건강연구회
펴낸이 최상일
펴낸곳 태을출판사
주 소 서울특별시 중구 동화동 52-107 동아빌딩내
전 화 02·2237·5577
팩 스 02·2233·6166
등 록 1973년 1월 10일 제 4-10호

ISBN   89-493-0424-4 13510

＊ 잘못 만들어진 책은 잘된 책으로 바꾸어 드립니다.

• **주문 및 연락처**
　우편번호 100-456
　서울특별시 중구 동화동 52-107 동아빌딩내
　전화 02·2237·5577 **팩스** 02·2233·6166